社会福祉士シリーズ

雇用支援
雇用政策

18

就労支援
サービス

［第4版］

福祉臨床シリーズ編集委員会編

責任編集＝桐原宏行

弘文堂

はじめに

　「人口減少」「少子高齢化」が叫ばれてかなりの年月が経過しています
が、今もなお確実にその傾向は進行しています。国立社会保障・人口問題
研究所の推計によると、2060年にはわが国の人口は現在の約3分の2ま
で減少し、高齢化率は約40％まで上昇、生産年齢人口は約50％に低下し
ます。低経済成長の時代を乗り切る上で、多様な人びとが社会を支える労
働力として社会参加し、社会の安定に寄与していくことが必要になってき
ます。

　具体的には障害者をはじめ、生活保護受給者から母子家庭の母親、高齢
者、外国人、刑務所出所者、ニートなど「就労に困難を抱える人びと」の
職業的自立を促進し、安定した職業生活を実現していくことが課題となり
ます。換言すれば、これらの当事者への就労相談・指導から事業主への支
援、地域での就労サポートシステムの構築など、就労の現場において社会
福祉士が果たしていく意義と役割はますます重要になってくるといえるで
しょう。

　社会福祉士シリーズ18巻『就労支援サービス』は、就労支援サービス
における相談援助活動に必要とされる専門的知識と、実践の場で活用でき
る応用力の獲得の両者を学ぶことを目標に編集しました。

　本書は6章で構成されています。第1章「就労の意義と就労支援」で
は、就労の多義性と就労支援の本質の理解、共通する支援プロセスについ
て解説しました。第2章「雇用・就労の動向」では、近年のライフスタイ
ルの変化と就労支援対象の就労実態やその背景にある労働市場の動向につ
いて解説しました。第3章「労働法規の概要」では、労働関係諸法の概要
と就労支援に関連した法律について解説しました。第4章「就労支援制度
の概要」では、生活保護制度、障害者福祉制度における就労支援制度、お
よび障害者雇用施策について解説しました。第5章「就労支援サービスの
実施体制」では、就労支援サービスを担う組織および団体の役割ならびに
就労支援に携わる専門職の役割について解説しました。第6章「就労支援
の実践事例」では、より現実的な就労支援実態の理解を促進していくため
に、生活保護制度における就労支援事例、障害者福祉制度における就労支
援事例、障害者雇用制度における就労支援事例による解説を行いました。

　各章の執筆は、現在わが国の就労支援分野において活躍されている研究
者ならびに実務専門家にお願いすることで、社会福祉士養成現場のニーズ
に十分応えられるとともに、本分野のスタンダードな内容となるよう留意

しました。

　また、本書は以下の点を大きな特長としています。

　第1は、構成にあたって厚生労働省から示された教育内容に準じることを基本としつつ、大学などでの授業展開を念頭に置きました。ご存じの通り『就労支援サービス』の配当時間は15時間となっています。しかし、養成機関によっては（多くの大学などにおいては）、半期開講の科目として教育課程に位置づけていることが考えられます。半期の授業に対応するためには、ガイドラインとして示された最低限度必要な事項に加えて、この科目を学ぶことの意義を理解し、実務で活用できる専門的知識や問題解決能力を獲得していくことが不可欠であると考えました。具体的には、導入の第1章でカリキュラムでは設定されていない「働くことの本質を理解すること」「働くことを支援することとは」など、就労や就労支援の意義について触れ、第2章から第5章ではカリキュラムに示された教育内容を網羅して詳説し、第6章では前章までの専門的知識を踏まえて、就労支援実務事例による演習を可能にすることで、授業の進行とともに、就労支援サービスの実際についての理解が深まるよう配慮しました。

　第2に、各章の扉のサマリーにより内容のアウトラインを示し、授業の導入に役立てたり、各章の末尾にQ＆A方式によるジェネリックポイントやコラムを設けることで、各章において特に重要な事項、注目すべき事項への認識を深めるなど、毎時の授業展開をサポートすることに配慮しました。

　第3に「国家試験対策用語集」を掲載しました。養成機関において国家試験対策は欠くことのできない重要なものであり、その基本的事項を確認していくための資料が必要であることは言うまでもありません。この用語集は、厚生労働省が示す教育内容に沿って編集作業を進める中で頻出する専門用語ならびに重要な専門用語を精選してピックアップしたものです。よって、国家試験対策としての活用はもちろんのこと、毎時の授業において、重要な知識事項の確認に用いるなど多様な用途があるため、ぜひ有効活用いただければ幸いです。

　社会福祉士を目指している多くの方々が、本書によって就労支援サービスに関する専門的知識が蓄積され、今後さらに人材の需要が高まる本分野で活躍されることを願っております。

　2020年1月

責任編集　桐原宏行

目次

就労支援サービス （15時間）〈社会福祉士国家試験 出題基準と本書との対応表〉

シラバスの内容　ねらい

- 相談援助活動において必要となる各種の就労支援制度について理解する。
- 就労支援に係る組織、団体及び専門職について理解する。
- 就労支援分野との連携について理解する。

含まれるべき事項 大項目	想定される教育内容の例 中項目	小項目　（例示）	本書との対応
1 雇用・就労の動向と労働施策の概要	1）雇用・就労の動向	●労働市場の動向 ●ライフスタイルに応じた多様な働き方 ●障害者の雇用・就労を取り巻く情勢 ●その他	第2章　1、2、3
	2）労働法規の概要		第3章　1、2、3
2 就労支援制度の概要	1）生活保護制度における就労支援制度	●生活保護授産施設 ●被保護者就労支援事業 ●自立支援プログラム ●ハローワークの取組 ●その他	第4章　1
	2）障害者福祉施策における就労支援制度	●就労移行支援事業 ●就労継続支援事業A型 ●就労継続支援事業B型 ●その他	第4章　2
	3）障害者雇用施策の概要	●障害者雇用率制度、職業リハビリテーションの実施体制等 ●その他	第4章　3
3 就労支援に係る組織、団体の役割と実際	1）国の役割		第5章　1
	2）市町村（福祉事務所）の役割		第5章　1
	3）都道府県の役割		第5章　1
	4）ハローワークの役割と活動の実際		第5章　1
	5）職業リハビリテーション機関の役割と活動の実際	●ハローワークにおける障害者の職業相談・職業紹介 ●地域障害者職業センターにおける職業リハビリテーション ●障害者就業・生活支援センターの取組 ●その他	第5章　1
	6）障害福祉サービス事業所・障害者支援施設の役割		第5章　1
4 就労支援に係る専門職の役割と実際	1）生活保護制度に係る専門職の役割	●現業員の役割	第5章　2
	2）障害者福祉施策に係る専門職の役割	●サービス管理責任者の役割 ●就労支援員の役割 ●その他	第5章　2
	3）職業リハビリテーションに係る専門職の役割	●職場適応援助者（ジョブコーチ） ●障害者職業カウンセラー ●その他	第5章　2
5 就労支援分野との連携と実際	1）ハローワークとの連携（生活保護制度関係）	●生活保護制度におけるハローワークとの連携の方法、連携の実際 ●その他	第6章　1
	2）障害者雇用施策との連携	●職業リハビリテーション機関との連携の方法、連携の実際 ●その他	第6章　3
	3）障害者福祉施策との連携	●障害福祉サービス事業所・障害者支援施設との連携の方法、連携の実際 ●その他	第6章　2
	4）教育施策との連携	●特別支援学校との連携の方法、連携の実際 ●その他	第6章　2、3

注）この対応表は、厚生労働省が発表したシラバスに社会福祉振興・試験センターの「社会福祉士国家試験 出題基準」を反映した内容が、本書のどの章・節で扱われているかを示しています。
　　全体にかかわる項目については、「本書との対応」欄には挙げていません。
　　「想定される教育内容の例」で挙げられていない重要項目については、独自の視点で盛り込んであります。目次や索引でご確認ください。

第1章 就労の意義と就労支援

本章では、働くことの本質とそれを支えることには
どのような意義があるか、また、就労支援に共通する
プロセスの概要を解説する。

1

就労の意義は「生計の維持」「社会的役割の実現」
「個性の発揮」など多義的であることを理解する。
就労の場において、労働者がその持てる個性を
発揮するためには、
仕事に対する「動機づけ」が重要となり、
その基礎的理論を理解する。

2

人間は生涯を通して、多様な役割を果たしつつ、
「キャリア発達」していくことを理解する。
キャリア発達が阻害された場合の
支援の考え方について理解する。

3

就労支援のプロセスについて、
ケースマネジメントの視点から理解する。

1. 働くこととは

人はその生涯において生活の大部分の時間を働くことに費やす。働くことを通して人格を形成し、成長させていく。さらには、社会とのつながりを築き、社会のシステムの中に統合され、より人間らしい生き方を実現していく。働くことが、より人間らしく生きていくうえで不可欠なものであることは、普遍的な原理であるといえよう。

世界人権宣言　　　「世界人権宣言」（1948 年）では、働くことについて「すべて人は、勤労し、職業を自由に選択し、公正かつ有利な勤労条件を確保し、及び失業に対する保護を受ける権利を有する」（23 条）とその権利性を明示している。また、日本国憲法では「すべて国民は、勤労の権利を有し、義務を負ふ」（27 条）と規定しており[1]、わが国においても、働くことは、権利主体が保障されるべき基本的権利であるとともに、教育、納税と並んで国民が果たさなければならない義務であることを示している。

ニート　　　働く権利の保障は、障害者、生活困窮者、母子世帯の母親、老年者、若年者、ニートなど、就労支援を必要とする多くの人びとに対する労働福祉施策において拡大、強化されてきている。さらに、近年では安心、安定した生活を継続して保障していくための「働きがいのある人間らしい仕事

ディーセント・ワーク　　　（ディーセント・ワーク）」を実現していくことが一層重視されている。

ここでは、日常生活の一部であり、生涯にわたりわれわれの生き方に深く関与している労働の多面的な意義について詳しくみていく。

生計の維持
A. 生計の維持

われわれは働くことによって収入を得て生活を維持し、さらに豊かな生活を実現しようとする。生計の維持は生活の基盤であり、不可欠なものであることは言うまでもない。ここで重要なことは、その安定性にある。

近年、わが国では複雑化する雇用環境において就労形態の多様化が進み、

非正規雇用者　　　非正規雇用者や短時間労働者が著しく増加し、終身雇用は崩壊しつつある。

短時間労働者　　　このことは、ニートやワーキングプアなどの労働問題（格差社会）の一因ともなっている。また、働く意欲は有していても健康上の問題や障害などにより賃金が安定して得られず、生計を維持することが困難になる場合もある。

B. 社会的役割の実現

われわれは社会に存在するさまざまな集団に所属し、多くの人間関係を形成していく。もちろん、職場においても仕事を通してそこで働く人びとが互いに影響を与え合っている。職場は労働者にとって労働の場であると同時に、組織の目標、個人の目標を達成するための場でもある。

職場で形成される職場集団は、人間関係の違いにより公式集団（フォーマル集団）と非公式集団（インフォーマル集団）に大別される。公式集団は、組織図などによって示すことのできる"目に見える集団"であり、それを構成する成員の意思にかかわりなく存在する。そして、組織の目標を達成するために、効率的な仕事ができるよう集団内が権限と地位によって階層化されている。労働者はそれぞれの知識や技術をはじめ、その持てる諸能力を活用しつつ課せられた仕事上の役割を遂行していく。一方、労働者はさまざまな性格、感情を持った存在でもある。よって、職場内には人為的に形成された仕事上の人間関係とは別に、一緒に働いていく中での人格的交流をもとにして発生する非公式集団が存在する。非公式集団では労働者間で自律的な人間関係が形成され、職場以外のプライベートな場面でも交流が促進される傾向がある。職場集団における非公式集団の存在は、公式集団の生産性や雰囲気、仕事の士気など多様な側面に大きな影響を及ぼしている。

それぞれの集団に属する労働者は、自分に与えられた仕事をこなしていき組織に貢献していく役割と、職業生活を有意義にしていくために仕事以外の任意の活動において果たしていく役割を持っている。労働者はそれぞれの役割を遂行しつつ集団内で認められ、達成感や満足感を得ながら帰属意識を強め、集団内での自分の位置づけを自覚することになる。

C. 個性の発揮

働くことは、個人の"生きがい"や"生活の質（人生の質）（QOL）"を支える重要な要素である。職業生活を通して得られた多くの物質的、精神的利益は家庭生活と連動し、家庭生活での充足感はさらに職業生活の安定、向上に寄与する。つまり、職業生活は家庭生活と相互に関連しつつQOLの中核的位置づけをなしている。このような職業生活において、多くの成果を獲得するためには、個人の能力が十分に発揮されることが不可欠である。職場の公式集団では、役割と責任が類似している労働者であっても働き方や仕事の成果が同一であるとは限らず、むしろ差異のあること

のほうが多い。そのような差異が生じる背景には、労働者それぞれの"個性"が深く関与している。職業における個性、つまり"職業におけるその人らしさ"は、ある職業において仕事を適切に処理していくための潜在能力である職業適性、それまでの学習や経験により獲得された学力や技術、性格や興味、価値観、態度などの多くの要素で構成される。さらに、これらの個性が働く場において十分発揮されるためには、仕事への「動機づけ」が十分に行われなければならない。

動機づけとは、われわれが何らかの目標に向けて行動する際に、その行動を一定方向へと導き、維持あるいは促進していく過程の総称である。仕事の遂行において、動機づけがどのような意味を持っているのかを説明するものとして、**"仕事の遂行(仕事の成果)＝能力(個性)×動機づけ"**という式がある。この式は、仕事の成果が、個人の持てる能力(個性)と動機づけにより決定されることを意味している。仕事を処理するために必要とされる能力を十分有している人であっても、仕事への動機づけが低い人の場合には仕事の成果は上がらないし、逆に仕事に必要とされる能力はそれほど高くなくても、仕事への動機づけが高い人の場合には、仕事が積極的に遂行され成果も上がることが予想できる。このような、動機づけに関する基本的理論は「欲求理論」と「過程理論」に大別される。欲求理論は労働者の動機づけを引き起こす源泉に焦点を当てた考え方であり、過程理論は動機づけが引き起こされる過程に焦点を当てた考え方である。

仕事への動機づけは、就労支援を必要とする人びとの実際の就労の場をはじめ、訓練、教育などあらゆる実践の場で行われており、多くの就労支援のためのプログラムは、動機づけの諸理論を踏まえて適用されている。

以下には、欲求理論、過程理論のそれぞれの理論について、就労支援において重視すべき代表的な理論の概要を示す。

［1］欲求理論

（1）欲求階層説

人間の行動欲求は、生理的欲求(食べる、飲む、休むなどの生命維持に不可欠な欲求)、安全欲求(危険や自分に好ましくないような状況を避け安全を求める欲求)、所属と愛情の欲求(集団に属し友情や愛情を分かち合いたいとする欲求)、自尊欲求(自分の才能や業績に対して高い評価を得て周囲の人びとから関心を持たれ尊敬されたいとする欲求)、自己実現欲求(自分の能力の可能性を最大限に発揮したいとする欲求)という5つのカテゴリーに分類される(**図1-1-1**)。これらの欲求は、人間の生物学的存在としての欲求から社会的存在としての欲求、人間的存在としての欲求

職業適性

動機づけ

欲求理論

欲求階層説
マズロー(Maslow,
Abraham Harold, 1954)
による。

へと階層性を持っている。これを労働者の活動に当てはめると、賃金を得て生計を維持する欲求、職場での役割を果たそうとする欲求、地位や自己の存在を向上させようとする欲求、仕事を通して自己実現を果たそうとする欲求に置き換えることができる。欲求階層説ではそれぞれの欲求次元は相互に関係しており、低次の欲求が充足されることで、次の次元の欲求充足が促される順序性のあることが示されている。

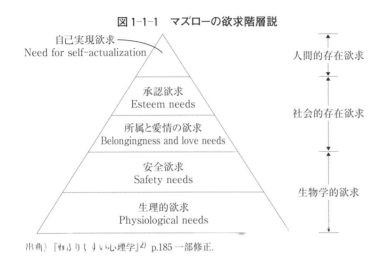

図1-1-1　マズローの欲求階層説

出典）『わかりやすい心理学』[2] p.185 一部修正.

(2) ERG 理論

ERG 理論

　5次元からなる欲求階層説を修正して、欲求階層を下位から生存（Existence）欲求、関係（Relationship）欲求、成長（Growth）欲求の3段階に再構成した理論がERG理論である。ERG理論は、欲求が階層をなしている点ではマズロー理論と類似しているが、欲求の充足の順序性（低次の欲求が充足されることにより次の次元の欲求の充足が促されること）についてはそれほど強調していない。それぞれの欲求が同時に存在したり高次の欲求が満たされない場合、すぐ下位の次元の欲求が強められることなどが示されている。

(3) 2要因理論

2 要因理論

　2要因理論における2つの要因とは、仕事に満足を感じるときの要因（仕事の内容、仕事の責任、昇進、仕事の達成とその承認など）と仕事上で不満を引き起こす要因（会社の政策や経営、監督、賃金、作業条件、対人関係など）である。仕事に満足を感じるときの要因は、労働者の仕事への満足感が仕事の効率や業績を向上させるように機能することから「動機づけ要因」とよばれる。一方、仕事上で不満を引き起こす要因は、単にそれが満たされてさえいれば仕事上の不満を防止できる機能を持っているこ

とから「衛生要因」とよばれる。仕事にやりがいを持って個性を発揮し豊かな職業生活を送るためには、衛生要因の充足を基礎として動機づけ要因が充足されることの重要性が示されている。

［２］　過程理論

（1）　期待理論

　期待理論では、人間の仕事への動機づけの強さ（F）は、仕事によって得られるものの誘意性（V：主観的な報酬の価値・魅力）とそれに対する期待の高さ（E：認知された報酬への期待感）の積（F＝V×E）で決定されるとしている。報酬には、仕事の達成感や同僚からの承認などの内的報酬と賃金などの外的報酬があり、報酬に対する主観が重要となる。つまり、人間は仕事への動機づけ過程において、成果に対する何らかの報酬を期待し、期待通りの報酬が得られれば働く意欲は高まり、逆に期待した報酬が得られなければ働く意欲は低下することが示されている。

（2）　目標設定理論

　目標設定理論では、動機づけの過程において、労働者自身が目標設定に直接関与することにより、目標達成のために仕事に意欲的に取り組むよう動機づけられることが示されている。設定された目標は、簡単なものよりも明確で受け入れ可能なやや困難な目標のほうが動機づけに対する効果は大きいとしている。また、目標設定を効果的なものとするためには、結果が本人にフィードバックされることが重要である。

（3）　公平理論

　労働者は一緒に働く同僚との間で、賃金や業績、働き方や態度などを比較しながら職業生活を送っている。公平理論では、ある労働者の仕事に対する努力や能力などのインプット（I：投入）と仕事の達成感や賃金などのアウトカム（O：成果）の比（O/I）と比較の対象となった他の労働者の比（O'/I'）との間に不均衡な状況が生じ、それを実感した際に仕事への動機づけが変化し行動に影響を及ぼすことが示されている。つまり、O/I＝O'/I'（均衡状態）が崩れ、O/I＜O'/I'（過小報酬事態）が認知されると仕事への動機づけが弱められ、均衡を得るためにI（仕事への努力）を減らしてしまう。労働者は、同僚との公平状態をつくりだし、それを維持するように行動を選択していく。

過程理論

期待理論

目標設定理論

公平理論

2. キャリア発達と就労支援

A. キャリアとキャリア発達

　「キャリア（career）」とは、一般に経歴、履歴、専門的職業、仕事など キャリア
を意味する多義的な用語として使用されている。その定義についてもさま
ざまな捉え方がなされているが、共通点として「人と環境との相互作用の
結果」「時間的経過」「空間的（場の）広がり」「人間の個別性」といった
概念を含んでいる。また、キャリア発達の考え方については、以下の特性 キャリア発達
－因子論、精神分析学的理論、学習理論、発達理論などの諸理論を背景と
して、数種のキャリア発達論に統合されている[3]。

（1）特性－因子論

特性－因子論

　マッチング理論ともよばれ、ある特定の職業に対して特定の適性があり、
両者の一致度が高ければ、その職業での成功の可能性や仕事への満足度が
高まるとしたものである。この理論は、個人が自己ならびに職業に対する
客観的理解を深めるのに有効となる。

（2）精神分析学的理論

精神分析学的理論

　個人の潜在的な欲求（無意識の世界）や幼児期の体験などに着目し、そ
れらが後の職業選択に影響を及ぼすとしたものである。この理論は、個人
の職業選択や職業行動についての背景を理解するのに有効となる。

（3）社会学習理論

社会学習理論

　個人の学習経験によって獲得されたことが、職業選択に影響を及ぼすと
したものである。たとえば、「学生時代に習得したある特定の能力につい
て周囲から高い評価を得た人が、その影響によりその能力を生かした職業
に就きたいと考えるようになる」といったものである。この理論は、個人
の職業行動の背景を理解するとともに今後の職業行動の予測に有効となる。

（4）発達理論

発達理論

　個人の職業は、生涯を通して発達するとしたものである。この理論では、
長期的スパンの中で発達段階を設け、各段階に発達課題が設定されている。
個人の課題達成に向けたアプローチを検討するうえで有効になる。なお、
この理論は、わが国の学校教育（キャリア教育）において重要な位置づけ キャリア教育
をなしている。

　キャリア発達論におけるキャリア発達のプロセスにおいて、人は家庭、

地域、学校などで、子ども、学生、余暇人、市民、労働者、配偶者、家庭人、親などさまざまな役割を有している（**図1-2-1**）。それらの役割は同時に多様な組み合わせとして生涯にわたり存在し、ある時期の役割に費やす時間とエネルギーの違いが、それぞれ固有のライフスタイルになっていく。

図1-2-1　ライフキャリアの虹（Nevill & Super, 1986）

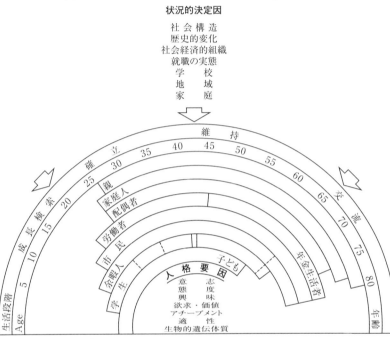

出典）『キャリア発達論』[4] p.18.

また、キャリア発達には段階があり、それらの段階ごとに設けられた発達課題をクリアしていくことにより職業への適応がスムーズに行われる（**表1-2-1**）。

就労支援サービスの対象になる人びとは、それぞれの生涯の中で、疾病や障害、貧困、老化などの原因により、短期間ではある役割が果たせなかったり、発達課題をクリアすることが困難な状況に置かれることもある。したがって、長期的展望に立った適切な支援が行われるためにも、キャリア発達の視点は欠くことのできないものである。

表 1-2-1　キャリア発達における発達段階と発達課題

発達段階	時　期	職業的発達課題	説　　明
A　成長段階	児童期 青年前期	自分がどういう人間であるかということを知る。職業世界に対する積極的な態度を養い、また働くことの意味についての理解を深める。	1つの役割を果たすこと（しばしば尊敬する成人や友人に自分を同一化する結果として）により、また学校や自由時間、その他の活動によって児童は自分は何がうまくやれるのか、何を好むか、他の人と自分はどんな点で違うかということを理解し、このような知識で自己像というものをつくりあげる。
B　探索段階 1　試みの 　段階	青年前期 青年中期	職業についての希望を形づくっていく。 〔結晶化〕	自分に適切だと思う職業の水準や分野について、おおまかな予想を立てていく。
2　移行の 　時期	青年後期 成人前期	職業についての希望を明らかにしていく。 〔特定化〕	学校から職業へ、あるいは学校から高等教育機関に移行する。その際おおまかな予想をある1つの選択へと絞っていく。
3　実践試 　行の時 　期	成人前期	職業についての希望を実践していく。	暫定的な職業について準備し、またそれを試みることによって、それが生涯にわたる自分の職業となるかどうかを考える。その職業経験はまだ準備的なもので、その経験によって、積極的にその職業を続けるか他の分野に進むかが考えられる。もし他の分野を考えるようになれば、改めてその他の分野が何であるかとかその職業に対する方向づけを行っていかなければならない。
C　確立段階 1　実践試 　行の時 　期	成人前期 から30歳 頃まで	職業への方向づけを確定し、その職業に就く。	必要な機能や訓練経験を得て、一定の職業に自分を方向づけ、確立した位置づけを得る。今後起こる職業についての移動は1つの職業内の地位、役割、あるいは雇用場所の変化が主になる。
2　昇進の 　時期	30歳代から40歳代 中期	確立と昇進。	その後経験を積み、部下を得、また能力を高めることによって、その地位を確かなものにし、また昇進する。
D　維持段階	40歳代中期から退職まで	達成した地位やその有利性を保持する。	若年期が、競争が激しく新奇な発想が豊富なのに比べて、この時期は、現状の地位を保持していくことに、より力が注がれる。
E　下降段階	65歳以上	諸活動の減退と退職。	人びとは、やがてくるまたは実際に当面する退職にあたって、その後の活動や楽しみを見出すことを考え実行していく。

出典）『キャリアカウンセリング』[5] p.35 一部加筆.

B. キャリア発達の阻害と就労支援

　通常のキャリア発達では、成長とともに職業を模索し試行錯誤しながら職業生活を確立、安定させ、それを維持し、職業上の役割を終え、引退を迎える。職業において発揮される個性の違いにより、達成時期が若干異なることは当然起こり得ることである。それに対し、疾病などの健康上の問題や障害の影響などにより発達段階の移行が著しく停滞したり、一時的にストップすることもある。これまでにも述べたように、キャリア発達が職業領域だけでなく他の生活領域での多様な役割を含んでいることを踏まえれば、就労支援の対象になる人びとには広範な領域での支援がなされる必要がある。

　図1-2-2は就労移行のプロセスに沿った、障害者の就労に向けた系統的

支援のあり方について示したものである。これによると、支援のポイント
が「疾病・障害の管理」「日常生活の遂行」といった地域での個人の生活
支援を重視した段階から、職業生活への移行期における準備段階、そして
職業生活移行後の安定した職業生活の維持に向けた入職後のフォローアッ
プの段階へと、生活支援と就労支援のウエイトが変化していく。この図は
障害者の就労支援の様相として示されたものであるが、障害者だけでなく、
疾病などにより心身の健康状態が長期的に不調な状況にある人にも当ては
まる。また、疾病や障害がなくても就労経験がない人や就労後早期に離職
した人、離転職を繰り返す人など、日常生活への適応とあわせて基本的労
働習慣の確立が必要な対象においても「日常生活の遂行」段階以降の段階
で適用することが可能である。

　支援の実際場面では、個人のキャリア発達の状況に応じて、地域の労働
機関、福祉機関、教育機関、医療機関などの専門機関が相互に連携してい
くことが不可欠となる。そして、就労支援のための法制度や支援システム、
支援プログラム、それを運用していく専門的マンパワーなど多様な就労支
援のためのハード、ソフトが相互に機能しながら個人の就労が支えられて
いく。

（欄外）生活支援

（欄外）基本的労働習慣

図 1-2-2　就労支援の構造

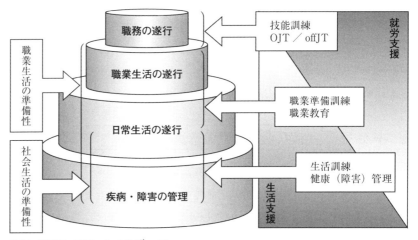

出典）『職業リハビリテーション学』[6]　p.42.

3. 就労支援のプロセス

就労支援をキャリア発達の視点からみると、家庭や学校、地域などのさまざまな場における日常生活、社会生活をも包括した幅広い支援として捉えられるが、ここでは、職業生活への移行時期における支援に焦点を絞ってみてみる。

求職者への職業指導は、主に官民の職業紹介、職業指導機関を中心に実施される。その内容は、職業安定法において「職業指導とは、職業に就こうとする者に対し、実習、講習、指示、助言、情報の提供その他の方法により、その者の能力に適合する職業の選択を容易にさせ、及びその職業に対する適応性を増大させるために行う指導をいう」（4条4項）と規定している。さらに、その実施について「公共職業安定所は、身体又は精神に障害のある者、新たに職業に就こうとする者その他職業に就くについて特別の指導を加えることを必要とする者に対し、職業指導を行わなければならない」としている（22条）[7]。就労に際して、特に支援が必要な求職者に対する職業指導に関しては、ケースワーク（ケースマネジメント）の適用により「求職者理解のための相談・評価活動」「就労を促していくための援助」「職場適応を促すための援助」といったプロセスで実施される（図1-3-1）。

職業指導

職業安定法

図1-3-1　職業指導のプロセス

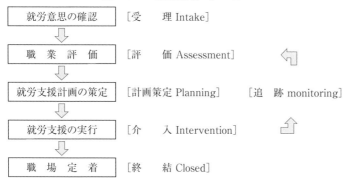

就労意思の確認	［受　　理 Intake］
職　業　評　価	［評　　価 Assessment］
就労支援計画の策定	［計画策定 Planning］　［追　跡 monitoring］
就労支援の実行	［介　　入 Intervention］
職　場　定　着	［終　　結 Closed］

［1］就労意思の確認

求職者の置かれている状況、就労ニーズは多様であり、問題も複雑である場合が多く、緊急性も異なる。この段階では、求職者の就労への関心や

主訴

意欲、具体的希望（就労の場や仕事の種類、働き方など）などの主訴について、その明確さや現実性、背景にあるパーソナリティなどにアプローチし検討する。この段階で得られた求職者のニーズは、次の段階の職業評価における評価項目の選定へとつながる。よって、求職者の抱える問題の程度によっては時間をかけた対応が必要になってくることもある。さらに、この段階では面接者のカウンセリング技術の高さや経験量が求職者のニーズ把握に大きな影響を及ぼす。

職業評価
自己理解

［2］職業評価

職業を選択しそれを実現していくには、求職者の自己理解を促進させながら助言、指導していくことが基本であり、自己理解は職業評価の中核的存在でもある。そのためには、求職者の特徴を客観的に把握、分析した資料を整える必要がある。よって、職業評価の実務では、調査（フィールド調査、面接など）や心理学的検査（評価ツール）、行動観察などの評価技法が用いられる（図1–3–2）。

なお、職業評価の実施にあたっては、次の点に留意する必要がある。

- 求職者に評価の目的を十分理解させる
- 評価は専門家が標準的実施方法により正確に実施する
- 評価結果の一部の印象で全体を判断しない
- 評価結果は求職者にわかりやすい形でフィードバックする

図1–3–2　職業評価の構成

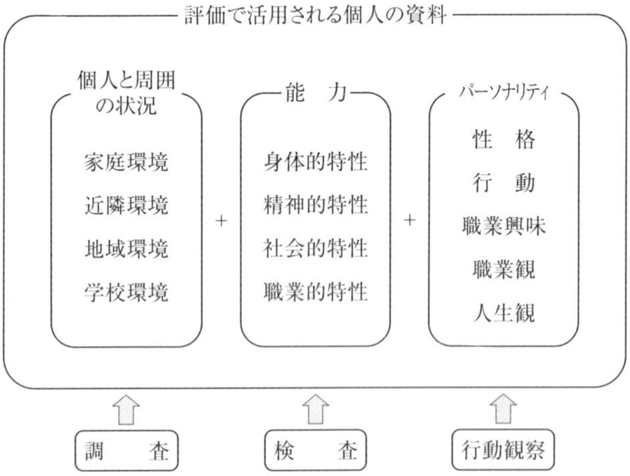

就労支援計画

［3］就労支援計画の策定

就労支援計画の策定とは、職業評価の結果をふまえて求職者の支援ニーズに対応した支援目標を特定化し、目標達成に必要となる支援サービスを

決定することである。計画を策定するにあたって、求職者のニーズとあわせて就労を希望する地域の求人・求職動向をはじめ、職業訓練、職業前訓練、福祉機関、教育機関、医療機関などの、今後の処遇に関係する社会資源などについても検討される。そして、就労支援に関係する諸機関の専門家によるマネジメント会議（ケース会議）が開催され、多角的視点から個別支援計画が立案される。支援計画では、支援事項ごとに個別目標が設定され、支援の役割分担がなされる。問題が複雑な場合は、職業的側面での支援のみならず生活面での支援も検討される。さらには、既存の社会資源では目標達成が困難な場合には、ボランティアや親類、友人、近隣などのインフォーマルな資源も含めた社会資源の開発が行われることもある。また、就労支援計画の策定にあたって欠くことのできないものが、本人の計画策定への参加である。本人の意向を十分に考慮しつつ、目標達成のために主体的、積極的態度で臨めるよう支援しなければならない。

［4］ 就労支援の実行

（1）一般雇用に向けた支援

一般雇用

就労を希望する地域に、求職者のニーズを充たすような適切な求人が必ずしも存在するとは限らない。場合によっては、新たな雇用の場を創出していくための職場開拓を行う必要もある。職場開拓においては、仕事に人を合わせるのではなく、人に仕事を合わせるための方法である職務再設計による就労環境の調整も有効になる。

職場開拓

職務再設計

職場開拓の後は、求職者と事業所をマッチングさせる職業紹介の段階へと移行する。特に、支援ニーズの高い求職者に対しては、就労支援の専門家が求職者に同行して職業紹介を行う。このような同行紹介のメリットは、求職者に安心感を与えるばかりでなく事業主側には求職者の特徴や職場での配慮事項、さらには各種雇用助成制度の活用などについての説明を行うことで就労を円滑にすすめることができる点にある。

職業紹介

また、障害者の就労支援では、職業紹介に引き続き援助付き雇用が適用される場合もある。援助付き雇用とは、障害のある求職者の職業生活への適応に向けて、就労支援の専門職であるジョブコーチが一定期間支援を行うものである。職場において、集中したマンツーマンの支援が展開されるため、多くのニーズを抱える求職者にとって職場定着のための有効な支援方法となっている。

援助付き雇用

ジョブコーチ

さらに、就労支援を必要とする人は、就労後も多くの問題をクリアしていかなければならない。職場の物理的環境の変化や仕事内容の変化、対人関係の変化などについていけず、早期に離職してしまうこともまれなこと

ではない。つまり、就労を果たせば就労支援が終了するものではないのである。キャリア発達の正常化にとっても安定した職業生活の維持は不可欠となるため、就労後のフォローアップが極めて重要になる。就労支援の専門家による職場訪問や個人への面接指導の定期的実施により職場不適応の原因を深刻化する前に発見し、除去、軽減する必要がある。

フォローアップ

職業訓練

(2) 職業訓練などにおける支援

職業評価の結果および求職者の意向により、新たな職業能力、技術の獲得を通して一般雇用を目指すのが、職業訓練、職業前訓練による支援である。

委託訓練

職業訓練は、公共職業訓練をはじめ多様なニーズに対応していくために社会福祉法人やNPO法人、企業などの社会資源を活用した委託訓練も実施されている。特定の職業能力の獲得は、就労の実現に大きく寄与するものである。しかし、労働市場は変化が著しく、既存の訓練科目や訓練内容では必ずしも企業などが求める労働力を供給できないといった問題も発生している。さらに、障害者の職業訓練においては、障害の特性を踏まえた指導が実施できる人材の確保、育成も課題となっている。

職業前訓練

また、職業前訓練とは、特定の技術や技能の獲得よりも規則正しい生活習慣や8時間労働に耐えうる体力、就労意欲、作業の持続力や集中力、職場内の人間関係の調整力などの職業準備性の獲得を目指して行われる訓練の総称である。就労経験がなかったり、あっても職場適応していくための基本的労働習慣が確立していないことにより早期離職した人などの支援に有効である。

福祉的就労

(3) 福祉的就労に向けた支援

職業評価の結果、その時点で一般の労働市場での就労が困難な求職者に対して検討されるのが福祉的就労である。本来、福祉的就労は将来一般雇用を目指すための通過点としての訓練的位置づけにある。しかし、一般の労働市場での就労が困難な求職者の状況には大きな差異がある。換言すれば、本来の福祉的就労の意義に合致するような、労働能力が比較的高く一般雇用への移行の見通しが立つ人から日常生活での活動を支援しつつ、QOLを維持、向上させるための作業を長期的に行っている人までさまざまである。よって、福祉的就労への移行においては、一般雇用を目指して期間を限定した就労支援プログラムの適用による支援、または長期的展望の中で日常生活、社会生活を向上させるための支援プログラムの適用による支援のいずれかが検討されることになる。特に、一般雇用への移行を支援する場合、福祉サイドの訓練機能の充実だけでは限界があり、企業、社会の受入れに対する肯定的認識を形成していくことも重要となる。さらに

就労支援プログラム

は、一般雇用への移行を果たした後も、就労支援の専門家を中心として、社会全体で就労の継続を支援していくシステムの構築が必要になる。

引用参考文献

1）ミネルヴァ書房編集部編『社会福祉六法（2019）』ミネルヴァ書房，2019，p.3，p.10．
2）桐原宏行「働く人の心理」徳田克己・高見令英編『わかりやすい心理学』文化書房博文社，1996，pp.181-193．
3）渡辺三枝子編『キャリアの心理学―キャリア支援への発達的アプローチ（新版）』ナカニシヤ出版，2007，pp.12-18．
4）柳井修『キャリア発達論―青年期のキャリア形成と進路指導の展開』ナカニシヤ出版，2001，pp.18-19．
5）木村周『キャリアカウンセリング―理論と実際、その今日的意義』社団法人雇用問題研究会，1997，p.35．
6）松為信雄・菊池恵美子編『職業リハビリテーション学―キャリア発達と社会参加に向けた就労支援体系（改訂第2版）』協同医書出版社，2006，pp.42-43．
7）労働六法編集委員会編『労働六法 2019』旬報社，2019，p.407，p.411．

■理解を深めるための参考文献

●木村周『キャリア・カウンセリング―理論と実際、その今日的意義（改訂新版）』社団法人雇用問題研究会，2001．
　キャリア・カウンセリングとキャリア・ガイダンスに関する基礎理論の紹介とともにキャリア形成支援の実践に関して解説されている。特に、就労支援の実務については、具体的資料を多数用いながら、支援の流れに沿って重要な視点が指摘されている。

●松為信雄・菊池恵美子編『職業リハビリテーション学（改訂第2版）』共同医書出版社，2006．
　障害者の職業リハビリテーションに関して、キャリア発達と社会参加に向けた包括的視点から解説されている。職業リハビリテーションの基礎的知識を踏まえて、多様な支援技術が紹介されている。また、本書の特長は、数多くの事例を用いて職業問題をピックアップし、その対応に関して検討している点にある。

就労支援という用語は、どうしても就職時期に限定した
サポートのように捉えられがちです。職業発達的視点を
踏まえたサポートとはどのようなものでしょうか。

具体的な職業に対する希望が顕在化してくるのは、青年
後期～成人前期（18 ～ 24 歳頃）です。では、その時期
にいきなり職業が特定化され、選択されるのかといえば
そうではありません。

　われわれは、幼少期から継続して、教育活動や家庭での活動、地域活動
などさまざまな場で多くの役割を果たしながら成長していきます。その中
で、試行錯誤しつつ自己理解を深めていきます。多くの経験の中には職業
的要素を含む活動が存在し、青年期に近づくにつれてより具体的職業名で
表現できるような仕事の経験もすることになります。自己に対する認識と
多くの経験の中から、職業への関心や可能性を実現化していくのです。さ
らには、就労の後にも仕事上の役割や責任が変化し、それに適応していく
ためにさらに多くの教育・訓練などの諸経験を重ねることになります。そ
して、ある時期になるとより安定した働き方を求めるようになります。

　就労支援が必要な人、特に障害や健康上の問題などにより活動に制約が
ある場合や働く意欲が著しく低下している場合、就労経験が未熟である場
合など、生涯のいずれかの時点で上述した職業的発達の進度が遅れていた
り、一時的に停滞していることもあります。よって、そのサポートは、個
別的かつ適切な評価に基づき、教育的支援や福祉的支援、職業準備期の支
援、職業訓練、職場での支援など多くの段階的な支援メニューの中からそ
の人の置かれた状況にあった、その時点で最もふさわしいものが選択され
ます。

第2章 雇用・就労の動向

1

労働力の概念や労働指標を通じて、
労働市場の動向をみる基礎を学ぶ。
人口減少が今後進む中、
就労支援の経済的意義も考える。
就労支援の対象者は誰か、
今後の対象者の拡大と留意点も述べる。
産業別・職業別の就業者数の動向と特徴を考える。

2

さまざまな日本の雇用課題をみる。
非正規雇用者の増大やその影響、
長時間労働と仕事のストレス、雇用のありようが
女性に及ぼす働き方・生き方の制限などを扱う。
最後に雇用・生活をめぐる新しい概念をみることで
あるべき労働の姿を考える。

3

主に障害者の雇用および就労の現状をみる。
これらの現状を踏まえ、
今後取り組むべき課題について取り上げる。
また障害者以外の対象者の就労支援が
展開される背景についても触れる。

1. 労働市場の動向

A. 就業状態の把握と労働指標

［1］ 就業状態の把握

（1） 労働力調査と就業状態の分類方法

　労働市場の動向をみるうえで、まずその前提となる「労働力人口」や「就業者」、「休業者」、「完全失業者」などの用語について説明したい。また 2018（平成 30）年 1 ～ 3 月期より「未活用労働指標」の公表が開始された（労働力調査詳細集計）。これは「就業者の中でもっと働きたいと考えている者」、「非労働力人口の中で働きたいと考えている者」などを把握

未活用労働

するためである。そこで「未活用労働」に該当する「失業者」「追加就労希望就業者」「潜在労働力人口」などの用語も併せて付記する。以上、こ

労働力調査

れらは「労働力調査」によるものである。この調査では「就業状態」を、15 歳以上人口について「月末 1 週間（ただし 12 月は 20 ～ 26 日）に仕事をしたかどうかの別」によって、「基本集計」および「詳細集計」において以下のように分類する。

図 2-1-1　就業時状態の分類方法

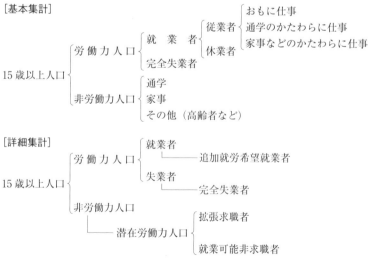

出典）総務省統計局「労働力調査　用語の解説」2018 年 5 月 11 日改定.
http://www.stat.go.jp/data/roudou/definit.htm

(2) 「従業者」「休業者」「就業者」と「完全失業者」

　図2-1-1［基本集計］から、細分化された就業状態をみると、右上から「従業者」「休業者」「完全失業者」「非労働力人口」となり、経済活動との結びつきの強さによって分類されていることがわかる。なお、この図をみれば、のちに示す「従業者」などは、すべて15歳以上の者を対象とする。

　「従業者」とは、調査週間中に収入（給料・賃金のみならず内職まで含む）を伴う仕事を1時間以上した者である。なお、自営業者のもとで働く「家族従業者」の場合には無給であっても仕事をしたとみなされて「従業者」に含まれる。対して、「休業者」とは、仕事はもつが調査週間中にまったく仕事をしなかった者のうち、たとえば雇用者（企業などで働く者）であれば、その間でも給料・賃金の支払いを受ける（または予定がある）者が該当する。よって、育児・介護休業期間中でも、就業規則などで職場から給料・賃金を得ることになっている場合は「休業者」に含まれる。そして、「就業者」は、「従業者」と「休業者」を合計したものである。労働力調査では、この「就業者」がいわゆる「働いている者」として分析対象となる。

　対して、「完全失業者」とは、以下の3条件のすべてを満たした者をいう。①仕事がないことから、調査週間中に少しも仕事をしなかった（当然、収入を得ることもなかったし、すなわち「就業者」には該当しないことになる）。②仕事があればすぐに就くことができる。③調査週間中に、求職活動や事業準備（賃金・資材の調達など）などの具体的な活動をしていた。通常、「失業」といえば、①の条件を満たせば十分に該当するといえるであろう。しかし、「完全失業」なる表現を用いていることからもわかるように、②で重い疾病を罹患して入院中の者などが除かれる「状態」の要件を課して、さらに③で実際に求職活動をしているなどの具体的な行動を伴う「意思（意欲）」をも要件として課している。このように、厳しい要件を課したのは、次に示す「労働力人口」の経済的意義と深く関連する。

(3) 「労働力人口」と「非労働力人口」

　「労働力人口」とは、15歳以上の人口のうち、「就業者」と「完全失業者」を合わせたものをいう。「就業者」は、休業している者も含め、すでに仕事をもつ者であり、また「完全失業者」は失業こそしているが求職活動を行い、すぐにでも就職できる者である。よって、その合計である「労働力人口」は、一国の労働市場にあって供給可能な人びとの合計（人口）であるといえる。すなわち、この労働力調査では「一国の経済が財やサービスの生産のために利用できる人口」と位置づけている。

従業者

休業者
この休業者には、雇用保険法に基づく育児休業給付金や介護休業給付金を受給する者も含まれる。

就業者

完全失業者

求職活動の具体例
公共職業安定所（ハローワーク）への申し込み、求人広告・求人情報誌などを利用した求人応募、仕事の斡旋・紹介を学校・知人などに依頼、登録型派遣への登録などである。

労働力人口

対して、「非労働力人口」は、15歳以上の人口のうち、「労働力人口」以外の者である。つまり、15歳以上人口のうち、「就業者」と「完全失業者」以外の者となる。ただし、この非労働力人口の中にも、次項で述べるような「潜在労働力人口」が約9％存在している（図2-1-2）。

(4) 未活用労働

前述したように、詳細集計において2018（平成30）年1～3月期より未活用労働の集計が開始された。未活用労働は「失業者に加え、パートタイム等の就業者の中で仕事を追加したい者や、非労働力人口の中で、仕事に就くことを希望しているが、今は仕事を探していない者等を含めたもの」を指し、「追加就労希望者」「失業者」「潜在労働力人口」の3つから構成される。「追加就労希望者」は「就業者」のうち、①就業時間が週35時間未満、②就業時間の追加を希望、③就業時間の追加が可能である者を指す。「失業者」は、①仕事がなく、調査週間中に仕事を少しもしなかった（就業者には該当しない）、②仕事があればすぐに就くことができる、③1ヵ月間（調査週間を含む）、仕事を探す活動、事業開始のための準備をしていた（過去の求職活動による結果を待っている場合も含む）者である。「完全失業者」は「失業者」に含まれ、求職活動期間を1週間と捉えているのに対し、「失業者」は1ヵ月に拡大して捉えている。「非労働力人口」に含まれる「潜在労働力人口」は「拡張求職者」と「就業可能非求職者」から構成される。「拡張求職者」は、①求職活動を1ヵ月以内に行っており、②すぐに就業することはできないが、2週間以内の就業であれば可能である者である。「就業可能非求職者」は、①求職活動を1ヵ月以内に行っておらず、②就業を希望しており、③すぐに就業することが可能である者である。

(5) 「就業者」の分類とさまざまな働き方

労働力調査では、就業状態を把握するために、「就業者」を「従業者」と「休業者」とに分けた。この調査では、これとは別に、統計上は「就業者」を「自営業主」「家族従業者」「雇用者」に分類している。この「自営業主」には、有給の従業員を雇うか否かはともかく個人事業主が該当し、内職者も含まれる。また、「雇用者」は企業、団体、公団などに勤める者を指すが、「役員」と「役員を除く雇用者」に分けられる。さらに、「役員を除く雇用者」は、勤め先での呼称によって、「正規の職員・従業員」（正規雇用労働者）、「パート」「アルバイト」「労働者派遣事業所の派遣社員」「契約社員」「嘱託」「その他」の7つに区分される。そして、「正規の職員・従業員」以外の6区分をまとめたものが、「非正規の職員・従業員」（非正規雇用労働者）である。そして、この中にも正規雇用を望みながら

も実現しなかった「追加就労希望就業者」が存在する。

これまでみてきたものを、2018（平成30）年平均に基づいて15歳以上人口の就業状態を示したのが、**図2-1-2**である。

追加就労希望就業者

非正規雇用労働者の内訳
「パート・アルバイト」
1,490万人、「契約社員」
294万人、「労働者派遣
事業所の派遣社員」136
万人、「嘱託」120万人、
「その他」80万人。

図2-1-2　2018年平均の15歳以上人口の就業状態

（単位：万人）

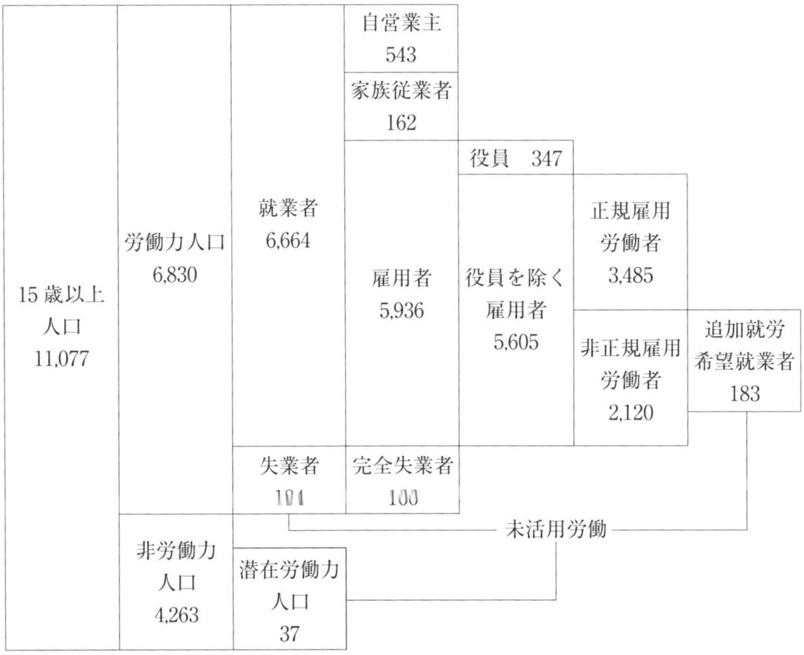

注1）「就職希望者」「失業者」「追加就労希望就業者」の数値は「労働力調査（詳細集計）」を，
　　　その他の数値は「労働力調査（基本集計）」をそれぞれ用いた．
注2）統計上の差異により，合計しても数値が合致しない．

出典）総務省統計局「平成30年労働力調査結果」（基本集計）および（詳細集計），2018をもと
　　　に筆者作成．
　　　http://www.stat.go.jp/data/roudou/2.htm

［2］労働をみる指標

主要な労働指標を取り上げ、その意義と現状を示す。①労働力人口から④非正規雇用率までは、前にみた「労働力調査」によるものである。**図2-1-2**もあわせて参照されたい。そして、⑤有効求人倍率は、「職業安定業務統計」によるものである。しかし、③完全失業率と並んで、労働市場の需給状況を示す重要な指標であるので、ここで扱う。

①労働力人口比率：（労働力人口）÷（15歳以上の人口）×100

「労働力人口」は、前に述べたように、「就業者」ばかりか「完全失業者」も含むため、労働力人口比率は、一国の労働市場ですぐにでも労働力として供給可能な人びとの割合といえる。

主要な労働指標の現状
　（結果）
各労働指標の数値については、2018年平均の数値を用いて、側注に示す。

労働力人口比率
61.5%（2018年平均）。

②就業率：（就業者）÷（15歳以上の人口）×100

　「就業者」は、「従業者」のみならず、病気などで仕事を休んでいる「休業者」も含んで、現に何らかの職に就いている人びとである。よって、就業率は、15歳以上人口のうち、実際に労働力として提供されている割合を示すといえる。今後さらなる人口減少が予想されるなか、非労働力人口や完全失業者をいかに減らすかという視点で、この就業率という指標が重視される。

③完全失業率：（完全失業者）÷（労働力人口）×100

　完全失業者は、就職を望みすぐにでも働ける状態にありながら、失業している。そのため、完全失業率は、労働力人口のうちで労働力として実際に活用できていない部分であるといえる。国家が完全雇用の実現を目指し、また今後の日本の人口減少社会への対応を考えるうえでも、就業率とならんで、この完全失業率も重要な指標である。

④非正規雇用率：（非正規雇用労働者）÷（役員を除く雇用者）×100

　非正規雇用率は、役員を除く雇用者に占める非正規の職員・従業員の割合である。あとで詳しく述べるが。1990年代後半以降、パートや契約社員、派遣社員などの非正規の職員・従業員が増大し、2018年現在約4割に近い。この比率の高まりは、「ライフスタイルの多様化」への対応という意見もあるが、正規雇用の人びとに比べて低賃金で不安定な働き方・働かされ方の増大と捉え、問題視する声も大きい。

⑤有効求人倍率：（有効求人数）÷（有効求職者数）

　求人倍率は、求職者1人当たり何件の求人があるかを示した割合である。求人倍率、そして求人数にも求職数にも「有効」の文字がつくのは、通常2ヵ月という期限が定められているためである。1より大きければ労働市場は超過需要の状態、1より小さければ超過供給の状態である。

B. 生産年齢人口の減少と就労支援の対象者

［1］　生産年齢人口の減少

　図2-1-3をみると、日本は少子化の進行に伴い、人口減少が加速することが予想されている。さらに、年齢別の人口に着目すれば、14歳以下人口（年少人口）の減少とともに、15歳以上65歳未満の人口（生産年齢人口）が大きく減少している。2015（平成27）年には7,728万人であったものが、2030年には6,875万人に、2065年には4,529万にまで減ると推計されている。わずか15年程度で現在の89%、50年後には59%になる。

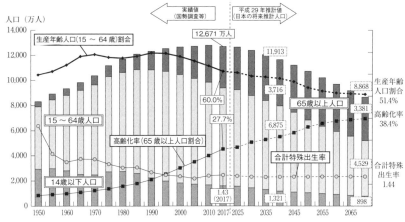

図 2-1-3　日本人の人口の推移

資料出所）2017 年までの人口は総務省「人口推計」（各年 10 月 1 日現在），2015 年までの高齢
　　　　化および生産年齢人口割合は総務省「国勢調査」，2017 年は総務省「人口推計」，2017 年
　　　　までの合計特殊出生率は厚生労働省「人口動態統計」，2018 年以降は国立社会保障・人口
　　　　問題研究所「日本の将来推計人口（平成 29 年推計）：出生中位・死亡中位推計」
注）2017 年は概数である．
出典）厚生労働省「日本の人口の推移」『平成 30 年版厚生労働白書　資料編』2017, p.5.
http://www.mhlw.go.jp/wp/hakusyo/kousei/18-2/dl/01.pdf

　生産年齢人口の特徴は，65 歳以上の高齢者を含まない点で，「現役世
代」といわれるように「労働力」の中心となる世代である。今後は、この
世代の著しい減少が、日本の労働市場にとって大きな脅威であり、日本の
経済成長を抑制する要因とされて問題視されている。

　その対策としては、まず少子化を抑制することであろう。ただし、少子
化は、若者、および女性の雇用・生活環境に起因するところが大きい。**次
節の「2. 労働をめぐる課題と概念」で扱う。**また、外国人労働者や移民を受
け入れるか否かなどの課題もある。さらに、高齢者や障害者などの就職困
難者をいかに安定した就労に結びつけるか、就労支援の意義がそこにもあ
る。

［2］就労支援の対象者

　現在に至っても就労支援の対象者の「中心」は、これまで統計上用いて
きた「15 歳以上人口」という年齢対象領域ではない。生産年齢人口と呼
ばれる 15 歳以上 65 歳未満の人びとである。よって、2015（平成 27）年
の労働力調査でも、15 歳以上の中で年齢階級別に統計をとり、「15 〜 64
歳の労働力人口比率」も分析の対象としている。その比率は、78.9％
（2018 年平均）であり、当然ながら、前述した「15 歳以上人口」を対象
とした「労働力人口比率」61.5％（2018 年平均）よりも高い水準となる。

　しかし、65 歳以上の高齢者も、「労働力」として期待されている。すで

生涯現役社会
政府は、その社会の実現には、「人口減少社会の中で社会の活力を維持し、持続的な成長を実現するとともに、高年齢者の希望をかなえ、高年齢者が豊かな生活を送れるようにするため、65歳以降においても、働く意欲のある高年齢者が、年齢にかかわりなく生涯現役で活躍し続けられるような雇用・就業環境を整えていくことが必要不可欠」であると指摘している。

に65歳以上に定年を延長するための助成金施策の実施、生活保護受給者に対する自立支援プログラムなどの就労支援も行われている。政府が「生涯現役社会」を掲げる中、今後はさらに就労支援の対象者として注目を増すであろう。

また、就労支援の対象者は、「**A. 就業状態の把握と労働指標**」で扱った「労働力人口」に該当する人のみが対象となるわけではない。「非労働力人口」に中にも「潜在労働力人口」はおり、就業を希望しなかった人びとの中にも、就労支援の対象者となる人もいる。たとえば、過去に求職活動をしていたが実現せずにあきらめた人、厳しい家庭環境や教育環境との関係で就労の意義が見出せなかった人がいるからである。

C. 産業・就業構造の変化

[1] 産業別の就業者数の動向

図2-1-4により長期的動向をみると、1950（昭和25）年には「農林漁業」が約半数を占め、第1次産業が中心であった。その後、高度経済成長を通じて、「農林漁業」はその割合を大きく低下させ、1970（昭和45）年には、第2次産業の中心をなす「製造業」が26.1％まで高まった。その後、「農林漁業」「製造業」は低下し、就業構造のサービス化、第3次産業化が進んだ。産業分類が変更されており、厳密な比較はできないが、第1次産業は就業者全体の19.3％から2010（平成22）年には4.2％まで、第2次産業が1970年の34.1％から2010年には25.2％まで、それぞれ低下する。対して、第3次産業は1970年の46.6％から2010年には70.6％にまで増加している。

また、最近の動向を労働力調査（2018年平均）を用いて産業別（大分類）でみると、「卸売業、小売業」（1,072万人）と「製造業」（1,060万人）がほぼ同数で、ついで「医療・福祉」（831万人）、「建設業」（503万人）と続く。特筆すべきは、他の産業が微減、微増を示す中、「医療・福祉」だけは、東日本大震災後のわずか6年間で125万人も増加している。高齢化への対応として増加しているのは間違いないが、それでもなお人材不足、過重労働、離職率の高さなどが複合的に発生し、多くの課題を抱えている。

[2] 職業別の就業者数の動向

図2-1-5で、長期的動向をみると、まず「農林漁業作業者」については、1950年にはその割合が48.0％で最大であったが、その後一貫して減少し、2010年には3.9％となった。つぎに、「生産工程・労務作業者」は高度経

図 2-1-4　産業別就業者構成の変化

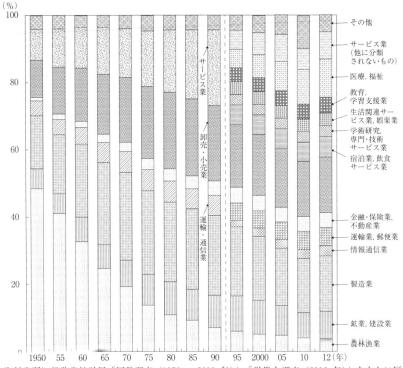

資料出所）総務省統計局「国勢調査（1950～2010 年）」，「労働力調査（2012 年）」をもとに厚生労働省労働政策担当参事官室にて作成.

注 1）1995 年，2000 年および 2005 年は，総務省統計局による抽出詳細集計に基づく推計，集計である．1990 年までとは産業の表章が異なっており，接合は行えない.

注 2）1995 年以降の運輸業には郵便業を含み，金融・保険業，不動産業には物品賃貸業を含む.また，飲食店，宿泊業は宿泊業，飲食サービス業としている.

注 3）1990 年までの卸売・小売業には飲食店を含む.

注 4）2010 年は「労働者派遣事業所の派遣社員」を派遣先の産業に分類していることから，派遣元である「サービス業（他に分類されないもの）」に分類している他の年との比較には注意を要する.

出典）厚生労働省『平成 25 年版労働経済の分析』2013，p.82.
http://www.mhlw.go.jp/wp/hakusyo/roudou/13/dl/13-1-4_02.pdf

済成長期に大きく増加し、1965 年には「農林漁業作業者」を抜き、1970 年には就業者の約 3 分の 1（32.4％）まで増加した。その後、減少に転じて、2010 年には就業者の約 4 分の 1（26.4％）となった。また、1970 年と 2010 年を比較して明らかに増加したのは、「専門的・技術的職業従事者」「事務従事者」「サービス職業従事者」であり、職業別にみても就業構造のサービス化が進むととともに、いわゆるホワイトカラー職種が増大している。

また、最近の動向を労働力調査（2018 年平均）を用いて職業別にみると、多い順から、「事務従事者」（1,311 万人）、「専門的・技術的職業従事者」（1,131 万人）、「生産工程従事者」（912 万人）、「販売従事者」（864 万人）、

ホワイトカラー
厳密な定義はないが、一般に工場で作業などを行う労働者（「生産工程・労務作業者」など）をブルーカラーと呼ぶのに対して、一般に管理・事務などを行う労働者（「専門的・技術的職業従事者」「管理的職業従事者」「事務従事者」「販売従事者」など）を指すといわれている。2010（平成 22）年には全就業者に対して約 50％の水準まで増加した。

25

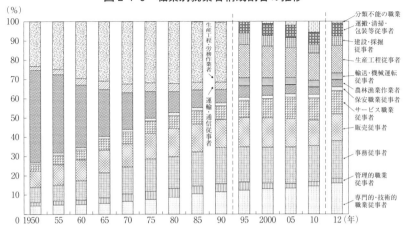

図 2-1-5　職業別就業者構成割合の推移

資料出所）総務省統計局「国勢調査」（1950〜2010年）および「労働力調査」（2012年）をもと
に厚生労働省労働政策担当参事官室にて作成.
注）1995年，2000年および2005年は，総務省統計局による抽出詳細集計に基づく推計，集計で
ある. 1990年までとは職業の表章がことなっており，接合は行えない.
出典）厚生労働省『平成25年版労働経済の分析』2013，p.90.

「サービス職業従事者」（844 万人）となる。

　2010 年からの過去 9 年間で著しく増加したのは、次の 4 職種である。
（東日本大震災後の）6 年間で「専門的・技術的職業従事者」が 119 万人、
「事務従事者」が 95 万人、「サービス職業従事者」が 85 万人、「運搬・清
掃・包装等従事者」が 60 万人、それぞれ増加した。これを産業別就業者
数との関連で捉えれば、「運搬・清掃・包装等従事者」および「事務従事
者」はいくつかの産業にまたがると考えられるため触れないが、「専門
的・技術的職業従事者」には、保育士や社会福祉士などの「社会福祉専門
職業従事者」や看護師や理学療法士などの「保健医療従事者」、また「サ
ービス職業従事者」には「介護サービス職業従事者」や「保健医療サービ
ス職業従事者」などが多く含まれ、「医療・福祉」の就業者が増加してい
るといえる。

2. 労働をめぐる課題と概念

　本節では、日本の雇用問題を扱う。まず、非正規雇用が増大しているこ
とに着目し、それが若者、女性、高齢者に与えた影響について考える。次

に、過労死・過労自殺が社会問題化していることから、長時間労働と仕事上のストレスについて述べる。また、日本の労働・生活環境は、女性に対して生き方や働き方を制限したとされる理由を考えたい。最後に、それらの課題を踏まえて、ワーク・ライフ・バランスやディーセント・ワークなどの新しい雇用・生活をめぐる概念がなぜ必要とされるのかについて言及する。

A. 非正規雇用の増大

　1990年代から、パートタイム労働者や有期契約社員、派遣労働者といった非正規労働者が増加した。2018（平成30）年には約2,120万人、役員を除く雇用者全体の37.8％、3分の1超を占める。

［1］非正規雇用の背景と若者

　非正規雇用の進展の背景には、バブル経済の崩壊という経済状況による正規雇用での就職困難の他、日経連の提言「新時代の日本的経営」（1995〔平成7〕年）に基づいた経営の転換や雇用政策の推進（労働者派遣の自由化など）があった。以前から非正規雇用はあったが、その中心は妻である女性が夫の収入を補助する目的でパートなどで働く「家計補助」型の非正規雇用であった。だが、当時大きな打撃を受けたのは若者である（男性もそうだが、女性への影響はさらに大きかった）。

　非正規雇用でありながら自らの生計を成立させなければならない「生活自立」型の非正規雇用となった。よって、「フリーター」と呼ばれる若者が生じて、その中にはいくつものアルバイトを重ね持つことを余儀なくされた者もいた。また、低賃金で自活ができない者や働けなかった者は、親と同居せざるを得なかったがために（これを親への「寄生」と捉えられて）「パラサイト・シングル」と呼ばれ、「ニート」とともに、若者バッシングの対象となった。経済状況や雇用政策が無視されて、自己責任（論）のみが強調されたのである。

［2］高齢者、女性と「追加就労希望就業者」

　現在も雇用の非正規化は進んでいる。特に目立つのは、高齢者と女性である。その理由は、高齢者の場合には、主に年金の低水準性による生活維持のために働くのだが、定年を超えて働くために非正規となるのである。また、女性の場合は、都合のよい時間に働けるという理由も多いが、夫の低賃金化や賃金上昇抑制による家計補助のため、ないしは出産・子育てか

新時代の日本的経営
日経連（現在の日本経団連）による提言で、バブル経済の崩壊やグローバル化への対応として、人件費圧縮のため、これまでの終身雇用や年功賃金などを見直すとした。そのために、労働者を「長期蓄積能力活用型グループ」「高度専門能力活用型グループ」「雇用柔軟型グループ」に3分類し、後者の2グループを非正規雇用として、雇用の弾力化を目指した。

フリーター
フリーターの語源は、フリーランス・アルバイター、あるいはフリー・アルバイターの和製造語である。アルバイト、パートなどの非正規雇用で生計を立てる（あるいは、立てざるを得ない）者をいう。

ニート
ニートの語源は、英語でNEET（Not inEducation, Employment or Training）であり、就学、就労、職業訓練のいずれも行っていない者をいう。なお、労働力調査では、15歳以上35歳未満の「非労働力人口」のうち、就労を希望せずに家事を行っていない者としている。ニートもまた、その背景に社会的・経済的な理由が存在し、就労支援の対象となっている。

共働き世帯の増加

27

ワーキングプア（働く貧困層）
ワーキングプアの存在が、生活保護基準の引き下げの政策的要因として扱われる場合がある。だが、本来は逆で、最低賃金の引き上げや雇用の規制強化などによって、ワーキングプアを解消すべきである。

労働時間
2016（平成28）年の日本における労働者1人平均年間総労働時間は1,724時間である。主要6ヵ国ではアメリカの1,789時間に次いで長い。日本に続き、カナダ1,713時間、イギリス1,694時間、フランス1,383時間、ドイツ1,298時間である（カナダのみ2015年）。

三六（サブロク）協定
➡ p.50

ブラック企業
離職率の高さや労働者の平均年齢の低さなどの特徴をもつ。

過労死・過労自殺
労働災害認定基準では、「異常な出来事」、「短期間の過重業務」、「長期間の過重業務」のいずれかを満たすとしている。たとえば、「長期間の過重業務」では、①発症前1〜6ヵ月間にわたって、1ヵ月当たり約45時間を超えて時間外労働時間が長くなるほど、業務と発症との関連性が徐々に強まると評価し、②発症前1ヵ月間に約100時間、または発症前2〜6ヵ月間にわたって、1ヵ月当たり約80時間を超える時間外労働が認められる場合は、業務と発症との関連性が強いと評価できると判断する。

ら復帰するにも仕事と家事・育児などを両立せざるを得なかったり、正規での仕事が見つからなかったことによる。このように追加就労希望者は183万人（2018年平均）存在し、特に女性の場合（同年）35〜44歳が35万人（26.9％）、45〜54歳が34万人（26.2％）と高水準となっている。また非労働力人口のうち約9％が潜在労働力人口（37万人）に該当する。

[3] 非正規雇用の課題とワーキングプア

　非正規雇用の課題としては、低賃金、雇用の不安定性、能力開発機会の乏しさ、厚生年金・健康保険などの被用者保険の適用率の低さなどが指摘できる。特にその低賃金性は問題で、非正規労働者のほとんどが年間所得200万円にも満たずに、単身者の生活保護の給付水準を下回り、「ワーキングプア」（働く貧困層）となっている。このため、正規雇用を希望する非正規労働者の正規雇用化を進めるとともに、非正規雇用労働者の雇用の安定化、正規労働者との賃金格差是正などに取組む必要がある。

B. 長時間労働と仕事のストレス

　労働時間の短縮化は、労働者の権利獲得の歴史である。1886年のアメリカ（シカゴ）では、「労働に8時間、休息に8時間、自分自身のために8時間」をスローガンとしてストライキが行われ、その後世界へと広まっていく。日本では、1947（昭和22）年に労働基準法が制定され、8時間労働時間制が規定された。だが、法律上も三六（サブロク）協定と呼ばれる労使協定によって例外を認めることで、長時間労働が温存されている。そればかりか、違法な賃金の不払い残業（「サービス残業」ともいう）の蔓延や労働者（主に若者）を使い捨てにするブラック企業の存在も、大きな社会問題となっている。

[1] 過労死・過労自殺と過労障害

　長時間労働で最も深刻な事態は、過労死・過労自殺である。仕事上の過労やストレスが原因で、脳血管疾患や心臓疾患によって死に至る、ないしはうつ病などの精神疾患を患い自殺するのである。また、生命までは奪われないまでも、脳・心臓疾患やそれによる身体障害、あるいは精神障害によって、職業生活はおろか日常生活にまで支障をきたす者もいる。

　「過労死等の労災補償状況」（2018〔平成30〕年度）によれば、脳・心臓疾患に関しては、請求件数は877件（うち死亡件数254件）、支給決定件数は238件（うち死亡件数82件）であった。支給決定件数223件（支

給決定事案のうち、「異常な出来事への遭遇」または「短期間の過重業務」を除く）における1ヵ月平均の時間外労働時間数は、「100時間以上」が120件、「80時間以上～100時間未満」88件と、その長時間労働の異常さがわかる。

　また、精神障害に関しては、請求件数は1,820件（うち未遂を含む自殺件数は200件）、支給決定件数は465件（うち未遂を含む自殺件数76件）、であった。1ヵ月平均の時間外労働時間数別の支給決定件数465件のうち、「100時間以上」147件、「80時間以上～100時間未満」30件で長時間労働も多いが、「20時間未満」が82件もある。これは、出来事別の要因をみると、「（ひどい）嫌がらせ、いじめ、または暴行を受けた」などの人間関係や人権侵害、仕事内容や仕事量の急激な変化、悲惨な事故や災害の体験・目撃などによって、長時間労働とは異なる要因で生じたことによる場合もあるからである。

[2] 過労死防止対策推進法の制定と労働安全衛生法の改正（ストレスチェック制度の創設）

　過労死・過労自殺などが多発して、大きな社会問題になっていることを無視し得なくなった現状を踏まえて、「過労死等防止対策推進法」が制定され、2014（平成26）年11月に施行された。内容は、①政府は、過労死等の防止のための対策に関する大綱を定めなければならない、②対策として、調査研究等、啓発、相談体制の整備、民間団体の活動に対する支援などを行う、③厚生労働省に、過労死等防止対策推進協議会を設置する、④調査研究等の結果を踏まえ、必要があれば、過労死等の防止のための法制上または財政上の措置その他の措置を講じるなどである。

過労死等防止対策推進法

　また、精神障害の労災認定件数の増加に伴い、過重労働や仕事上のストレスによるメンタルヘルス（心の健康）が問題となった。労働者の健康状態を把握し、メンタル不調に陥る前に対処する必要性があるとして、労働安全衛生法を改正（2015〔平成27〕年12月施行）し、「ストレスチェック制度」を創設した。従業員50人以上の事業所をもつ事業者に、医師、保健師等による心理的な負担の程度を把握するための検査（ストレスチェック）の実施を義務づけた。ストレスチェックを実施した場合、事業者は、労働者の希望に応じて医師による面接指導を実施し、その結果、医師の意見を聴いたうえで、必要な場合には作業の転換、労働時間の短縮その他の適切な就業上の措置を講じなければならないとしている。

メンタルヘルス

*ストレスチェック制度
従業員50人未満の事業場は、当分の間努力義務となっている。また、国はストレスチェックを行う医師、保健師などに対する研修の充実・強化、労働者に対する相談・情報提供体制の整備に努めるとしている。*

［3］ホワイトカラー・エグゼンプション

　過去に日本経団連が「ホワイトカラー・エグゼンプションに関する提言」（2005〔平成17〕年）を出した。「ホワイトカラー」はその働き方に裁量性が高く、労働時間の長短と成果が直結しないため、成果に対して賃金を支払うべきという考えのもと、一定の要件を満たせば年収400万円以上の労働者には労働時間規制を適用除外することを提案した。当時の政府の修正案では、要件を強化し年収も900万円以上としたが、「残業代ゼロ法案」「過労死促進法案」と批判され、実現することはなかった。

　しかし、2015（平成27）年4月、適用者の年収を1,075万円以上に想定し、さらに要件を厳格化したホワイトカラー・エグゼンプションが、「高度プロフェッショナル制度」と名前を変えて、閣議決定された。その後2018（平成30）年7月、働き方改革を推進するための関係法律の整備に関する法律が公布され、少なくとも年収が1,000万円以上の労働者は、高度の専門的知識を要する等の業務に従事する場合、健康確保措置を講ずること、本人の同意および委員会の決議等を要件として労働時間、休日、深夜の割増賃金等の規定を適用除外とした。

C. 女性労働とその課題

［1］ 男女間の賃金格差

　女性と男性との間には大きな賃金格差がある。その理由は、①歴史的に女性の労働は「家計補助」とみなされ、自立生活を形成するものではないとされたこと、②年功賃金の影響で勤続年数の長期化により「管理職」などへ昇進し賃金が上がるはずだが、勤続年数が長期化しても差別的な取扱い（女性であることを理由とした「管理職」への非登用など）によりその機会が奪われたこと、③性別役割分業意識や生活・雇用環境などを背景として、結婚、妊娠・出産、子育てなどにより離職を余儀なくされ、勤続年数の長期化さえ困難であったこと、④男女雇用機会均等法施行（1986〔昭和61〕年）の前後では、大企業を中心に「総合職」（主に男性）と「一般職」（主に女性）からなる「コース別雇用管理」を採用して格差を維持したこと、⑤1990年代以降は、雇用形態の多様化によって「正規雇用」（男性が多い）と「非正規雇用」（女性が多い）という別の形で格差が温存されたことなどによる。

［2］ 均等待遇と「同一労働・同一賃金の原則」

　均等待遇とは、労働者は合理的な理由なく賃金や労働時間などの労働条

件で、使用者から差別的な取扱いを受けないことをいう。法的には、労働基準法（3条）、特に女性の雇用に関しては男女雇用機会均等法が規制し、憲法上は平等原則（14条）に基づく。しかし、賃金だけをみても、同じ正規雇用でも男女間で賃金格差があるとともに、正規雇用と非正規雇用との間にも賃金格差がある。それは、同じ職種・職務であれば同じ賃金が支払われるべきとする「同一労働・同一賃金の原則」が実現していないことを意味する。不当に女性や（女性の多い）非正規雇用労働者が賃金差別を受けているとも考えられるのである。

[3] 女性の年齢階級別労働力率の特徴

　男性の年齢階級別の労働力率は台形型であるのに対して、女性については、以前は20歳代後半から30歳代前半に労働力率が低下し、その後再び上昇してM字型となる（**図2-2-1**）。それは、結婚、妊娠・出産、子育てなどによって離職し、出産や育児終了後に再び（多くの場合別の企業で）働くからである。そして、最近の傾向としては、台形型に近づきつつあるが、30歳代を谷として、つまり谷の年齢階級を高めて、M字型を維持している。スウェーデンやドイツなどでは、出産、育児があっても仕事を継続するためにみられない現象である。性別役割分業意識、長時間労働や夫の家事・育児時間の短さなどの雇用・生活環境などにより強制されているのであれば、女性の生き方・働き方が制限されていることになり、大きな課題であるといえる。

同一労働・同一賃金の原則
本文に示したとおりである。対して、類似したものに「同一価値労働・同一賃金の原則」がある。これは、たとえ異なる職種・職務であっても、熟練や経験がほぼ同じであれば同等の価値を有する労働であるとして、同じ賃金を支払うべきとする原則である。

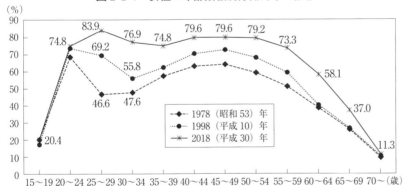

図2-2-1　女性の年齢階級別労働力率の推移

注1）総務省「労働力調査（基本集計）」より作成.
注2）労働力率は,「労働力人口（就業者＋完全失業者）」／「15歳以上人口」×100.
出典）内閣府男女共同参画局『男女共同参画白書　令和元年版』内閣府, 2019, p.106.

D. 労働をめぐるその他の課題

［1］成果主義賃金

成果主義賃金
各企業で成果主義賃金の欠点が指摘され、日本経団連も再考を余儀なくされた。2010（平成 22）年には「成果主義人事賃金制度の再設計」なる提言を出したが、いまだ模索している状態である。

　成果主義賃金は、簡単に言えば職務の成果に対して賃金（給与、賞与など）を支払うという考え方である。1990 年代に多くの企業で導入された。しかし、すべての職務で業績が数値で表せるわけではないため、職務の難易度や責任度などを分析し、個人の業績をも評価して賃金を決定しなければならない。そこで、評価が不公平であると労働者が納得できずに不満が募る、評価する側の労働者の負担が大きい、労働者間の競争を煽り協働の輪を乱す、成果が得やすいように仕事の目標が短期化する、就労意欲が低下するなどの欠点が指摘された。

［2］育児休業と介護休業、介護離職

男性の育児休業取得率
2020 年の目標値を 13％と設定している。「仕事と生活の調和推進のための行動指針」（2007〔平成 19〕年）。

　2017（平成 29）年度の育児休業の取得率は、女性で 83.2％、2007（平成 19）年以降一貫して 80％台である。男性にいたっては 5.14％であるが 5 年連続上昇している。ただし民間企業における 2015（平成 27）年度の育児休業の期間は、女性の場合、「10 ヵ月～ 12 ヵ月未満」（31.1％）、「12 ヵ月～ 18 ヵ月未満」（27.6％）が多いが、男性の場合、「5 日未満」が 56.9％で極端に短い。企業内などで性別役割分業意識も働いて、男女を問わず（特に男性に厳しい）育児休業も取りにくく、取得しても短期で済まさざるを得ない労働圧迫によって、女性に出産、育児、家事などの「しわ寄せ」が生じていることがわかる。

　2017（平成 29）年度の介護休業取得者がいた事業所の割合は、2.0％（平成 27 年度 1.3％）であり、男女ともに介護休業者がいた事業所は 11.0％（同 1.1％）、女性のみいた事業所は 60.1％（同 74.4％）、男性のみの事業所は 29.0％（同 24.5％）である。また介護休業者の男女比は、女性 57.1％（同 74.0％）、男性 42.9％（同 26.0％）である。これらの結果は、2015（平成 27）年度より改善しているが、介護も育児と同様、女性への「しわ寄せ」が見受けられる。さらに介護離職者が年間（2016〔平成 28〕年10 月から 2017〔平成 29〕年 9 月）約 9 万 9 千人おり、そのうちの 74.5％が女性である（『平成 29 年就業構造基本調査』）。引き続き雇用のあり方とともに、「家族依存型福祉」の転換も図るべきである。

［3］高齢者雇用と定年延長

　定年との関係でいえば、高年齢者雇用安定法は、すでに定年を定める場合には、60 歳を下回ることができないとする。よって、60 歳以上 65 歳未

満の者（厳密には55歳以上の「高年齢者」に含まれる）に対する雇用施策と、65歳以上の者に対する雇用施策とで、異なる。

　まず、前者については、高年齢者雇用安定法を改正した（2013〔平成25〕年4月施行）。これまでも、65歳未満の定年を定めている事業主に対して、65歳までの雇用を確保するため、次のいずれかの措置（高年齢者雇用確保措置）を導入する義務を課してきた。①定年の引上げ、②継続雇用制度の導入（ただし、労使協定により基準を定めた場合は、希望者全員を対象としない制度も可）、③定年の定めの廃止である。そこで、今般の改正では、②の但し書きを廃止し、労使協定による限定を排除したのである。

　また、後者については、65歳以上の人びとの「継続雇用」は極めて厳しい。たとえば、「継続雇用者が65歳以降も勤務できる」とした企業は68.7％だが、そのうちの71.2％が「会社が本人に個別に要請したとき」に限定している。また、定年がないなどで希望者全員が70歳以上まで雇用される制度のある企業は、企業規模301人以上で1.7％にとどまる。65歳以降の継続雇用や雇入れ等に取り組む企業への支援策の充実、ハローワークにおける就職支援の充実などが必要であると結論づけている。

E. 労働をめぐる新たな概念

[1] 政策（構想）としてのワークフェアとベーシックインカム

　ワークフェアは、就労（work）と福祉（welfare）の合成語であり、この2つを結びつける考え方である。失業給付や母子給付、生活保護などの福祉的な給付を安易に行うべきではなく、受給者が職業訓練や職場経験などの就労的自立を図るための努力を行った場合に支給されるべきとする政策思考である。すなわち、権利に基づく福祉的給付を得るときに、就労という義務を課すのである。利点は、現金給付だけではなく就労支援も合わせて行われることで、受給者が職に就き失業・貧困から脱却できる。だが、ワークフェアが過度に強調されれば、受給者に就労能力による選別をもたらし、また最低生活保障などの権利性が歪められる危険性が高い。

　これに対して、ベーシック・インカムは、就労と福祉を完全に切り離す考え方である。所得調査や資産調査を行わず、また就労を義務付けることなく、すべての国民に対して最低限の所得保障給付を行う政策思考である。利点は、所得格差の縮小に結びつくとともに、これまでの福祉と比較して受給者の尊厳が守られ、また働くことの意義も、生活維持などの経済的要因が減少し、個人の「生きがい」やQOLの実現などの社会的要因が増加

高年齢者雇用安定法の改正
高年齢者雇用確保措置の導入は、老齢厚生年金の60歳から65歳までの支給開始年齢の引き上げによって、60歳で定年となった者が、年金も賃金もない状態を政策上回避しようとしたものである。だが、労使協定による限定措置を認めたことで、有効に機能しなかった。それを問題視した改正である。

特定求職者雇用開発助成金（生涯現役コース）
特定求職者雇用開発助成金の1つであり、継続雇用の場合には適用されないが、雇入れ日の満年齢が65歳以上の離職者をハローワークなどの紹介で、1週間の所定労働時間が20時間以上の労働者として雇い入れる事業主（1年以上継続して雇用することが確実な場合に限る）に対して助成金を支給する制度である。

雇用保険法の改正
65歳以上で、新たに雇用された場合にも雇用保険に加入できるようになった。

生涯現役社会の実現に向けた雇用・就業環境の整備に関する検討会報告書

ワークフェア

就労能力による選別
働ける者と働けない者、また自立支援プログラムなどを行った後に就職できた者と就職できなかった者に分ける、あるいは分かれることである。その最大の欠点は、個人、あるいは社会に対して、後者があたかも人間としての価値が低いような偏見・差別を植えつける（可能性が高い）ことである。

ベーシック・インカム

33

し、就労意欲が向上する可能性さえある。欠点は、莫大な財源が必要であり、負担する側の所得階層の納得が難しい、また他の社会保障制度（高齢者・障害者などの介護保障、育児保障など）の財源を圧迫しないかが危惧されるなどである。

[2] ワーク・ライフ・バランス

ワーク・ライフ・バランス
「憲章」の名の通り、「仕事と家庭の両立」と訳されることもあれば、「職業生活と家庭生活の両立」と訳されることもある。

仕事と生活の調和（ワーク・ライフ・バランス）憲章

2007（平成19）年12月、政府は「仕事と生活の調和（ワーク・ライフ・バランス）憲章」（以下、「憲章」）を策定した。「憲章」によれば、仕事と生活の調和が実現した社会とは、「国民一人ひとりがやりがいや充実感を感じながら働き、仕事上の責任を果たすとともに、家庭や地域生活などにおいても、子育て期、中高年期といった人生の各段階に応じて多様な生き方が選択・実現できる社会」としている。

また、この「憲章」では、「いま何故仕事と生活の調和が必要なのか」という問題を提起し、これまでみてきた雇用課題とともに、それと深く関連する生活課題を挙げている。非正規雇用、不安定就労によって就労自立ができない、長時間労働によって心身の疲労から健康を害する者が多い、共働き世帯が増加したにもかかわらず、男女の働き方が変わらず、また子育て支援や介護支援などの社会的基盤が未整備で、仕事と子育てや老親の介護との両立に悩む、職場や家庭、地域において性別役割分担意識が残存し、生き方や働き方が制限されるなどである。

共働き世帯の増加
共働き世帯が増加して、1997（平成9）年以降「男性雇用者と無業の妻からなる世帯」を超えて、その差はさらに拡大した。2017（平成29）年で、共働き世帯1,188万世帯は、「男性雇用者と無業の妻からなる世帯」641万世帯の約1.9倍である。なお、1980（昭和55）年には、前者が614万世帯、後者が1,114万世帯であったので、逆転している。

そして、現在の社会では、結婚や子育てに失望し、また「家族との時間」「地域で過ごす時間」を持つのも困難であるとする。よって、これらの「個人、家族、地域が抱える諸問題」が少子化の大きな要因の1つであり、人口減少をももたらしていると指摘する。また、人口減少時代では女性や高齢者の就業参加が不可欠だが、「働き方や生き方の選択肢が限られている現状」では望めない。そのためには、前述した雇用・生活課題の克服の他、以下に示す「ディーセント・ワーク」と「個々人の生き方や子育て期、中高年期といった人生の各段階に応じて多様な働き方の選択を可能とする仕事と生活の調和」の実現が必要であるとしている。

[3] ディーセント・ワークと「多様な働き方」

多様な働き方

ディーセント・ワーク
ILOによれば、世界中の人びとは、以下のようなディーセント・ワークの欠如に直面していると指摘する。失業、不完全就業、質の低い非生産的な仕事、危険な仕事と不安定な所得、権利が認められていない仕事、男女不平等、移民労働者の搾取、発言権の欠如、病気・障害・高齢に対する不十分な保護などである。

ディーセント・ワークとは、ILO（国際労働機関）によって示された概念である。「働きがいのある人間らしい仕事」と訳される。ILOは、その内容は4つの戦略的目標とその4つに横断する課題の克服によって実現するとする。①生産性が高く就労的自立が十分に可能な賃金が得られる仕事を、国や企業が作り出すこと、②安全で健康が維持できる労働環境があり、

また雇用・生活リスクに対応可能な社会保障が充実していること、③雇用課題を政府、労働者、使用者で話し合い、平和的に解決できること、④労働三権（団結権、団体交渉権、団体行動権）が保障、尊重されていること、そして横断的な課題克服は、①から④において女性だから認められないということがなく、男女平等、非差別が実現していることである。日本の雇用環境の現実との相違を考えさせられる。

日本政府は、ディーセント・ワークとライフステージに応じた「多様な働き方」の選択とを同時に実現する必要があるという。ところで、フレキシキュリティという政策思考がある。デンマークやオランダで用いられ、今ではEUでも目指すべきモデルとされている。これは、柔軟性（flexibility）と安全（security）との合成語である。つまり、本来相対立する労働市場の弾力性と雇用の保障を融合させようとするものである。そこには、ゴールデン・トライアングル（黄金の三角形）と呼ばれる３つの要素がある。①（解雇規制の弱い）柔軟な労働市場、②（最長４年で給付率の高い）手厚い失業給付、③（別の労働市場に移動可能な就労支援プログラムをもつ）積極的労働市場政策である。これによって、労働市場は柔軟だが、手厚い失業保障により国民は失業を恐れず、また安心して転職ができ、失業率も低下したという。

デンマークなどでは、日本と異なり正規雇用と非正規雇用との間で賃金などの処遇格差がほとんどなく、パートタイム労働者は文字通り「短時間の正社員」である。また日本は、低水準で給付期間の短い失業給付であり、教育ばかりでなく積極的労働市場政策に要する公的支出もOECD加盟国中最低水準にある。このモデルが日本にどの程度導入できるかはわからないが、ライフステージに応じた「多様な働き方」の選択には、あまりにも多くの雇用と社会保障の課題がある。

3. 障害者の就労の現状など

A. 一般雇用と福祉的就労

一般雇用と福祉的就労の現状をみてみる（**表2-3-1**）。厚生労働省障害者雇用対策課が2011（平成23）年度に実施した「障害者の就業実態把握のための調査」報告書によれば、３障害を合計した障害者の就業率は44.2

表 2-3-1　身体障害者・知的障害者・精神障害者における一般雇用と福祉的就労の状況

（単位：人）

項目	障害合計	身体障害者	知的障害者	精神障害者
a. 回収数	17,911	11,039	3,991	2,881
b. 就業者	7,916	5,023	2,072	821
c. 就業率（＝b/a×100）	44.2％	45.5％	51.9％	28.5％
d. 常用雇用者	3,344	2,662	416	266
e. 常用雇用者の比率（＝d/b×100）	42.20％	53.0％	20.1％	32.4％
f. 福祉的就労	2,108	422	1,334	352
g. 福祉的就労の比率（＝f/b×100）	26.6％	8.4％	64.4％	42.9％

出典）厚生労働省「平成23年度　障害者の就業実態把握のための調査　報告書」をもとに筆者作成.

就業率

％である。障害別では就業率が高い順に、知的障害者51.9％、身体障害者45.5％、精神障害者28.5％の順である。

一般雇用

福祉的就労

就労移行支援事業

地域活動支援センター

　一般雇用と福祉的就労の割合について就業形態より概観すると、身体障害者の場合、一般雇用（当該調査では「常用雇用」）が53.0％、福祉的就労（当該調査では「就労移行支援事業等」5.9％および「地域活動支援センター等」2.5％）が8.4％である。知的障害者の場合、一般雇用が20.1％、福祉的就労（「就労移行支援事業等」46.0％および「地域活動支援センター等」18.4％）が64.4％、精神障害者の場合、一般雇用が32.4％、福祉的就労（「就労移行支援事業等」27.3％および「地域活動支援センター等」15.6％）が42.9％である。

　これらのことから、3障害の間では就業形態に特徴がみられることが分かる。具体的には、知的障害者は就業率が3障害のうち最も高い割合であり、その内訳は福祉的就労が6割を超えている。一方身体障害者は一般雇用が5割を超えており、福祉的就労を大きく上回っている。また精神障害者は就業率が3割弱であり、就業形態では知的障害者と同様、福祉的就労の方が一般雇用よりも高い割合である。

　厚生労働省は、一般雇用も福祉的就労も障害者にとって健全な働き方として構築していくことを志向している。一方、2019（平成31）年3月7日の「障害保健福祉関係主管課長会議資料」では「就労移行支援事業における一般就労への移行の更なる促進」「就労継続支援事業A型の事業運営の適正化」「工賃の向上」「就労継続支援事業B型の利用に係るアセスメントの趣旨への理解」2018（平成30）年4月より開始された「就労定着支援」に関することなど、いわば一般雇用を目指しつつ対象者のニーズや就労面に関する課題を踏まえたうえで福祉的就労という選択肢を位置づけ、適正な福祉的就労の場づくりを志向していることが伺える。

就労継続支援事業A型

工賃

就労継続支援事業B型

就労定着支援事業

特別支援学校

　また図2-3-1のように、特別支援学校から一般企業への就職（「一般雇

図 2-3-1　就労支援施策の対象となる障害者の数および地域の流れ

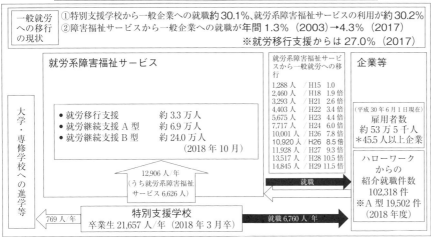

出典）厚生労働省　障害者の就労支援対策の状況「2 障害者就労の現状」.
　　　https://www.mhlw.go.jp/content/12200000/000527168.pdf

用への移行」の意味合いに近い）は約 30.1%、就労系障害福祉サービスの
利用が約 30.2% であること、さらに就労移行支援、就労継続支援 A 型・B
型といったサービスも含む後者の障害福祉サービスから一般企業への就職
は、2003（平成 15）年で 1.3%、2017（平成 29）年でも 4.3% であること、
就労移行支援事業に特化した場合、一般就労への移行率は 2017 年が 27.0
% であることを示している。障害者の一般就労への移行が進んできている
一方、前述の「障害保健福祉関係主管課長会議資料（平成 31 年 3 月 7
日）」では、全国の就労移行支援事業所のうち、一般就労への移行率が 0
% の事業所が約 3 割を超えているということも指摘されており、福祉的就
労の場の適正化は重要度が高い。

就労移行支援事業

一般就労

　以上のことから障害者の就労支援は、一般雇用という選択肢の整備とし
て就労準備段階から移行後も含めた支援内容を検討すること、労働市場の
中で対象者の権利擁護の視点から事業主を支援すること、一般雇用への移
行も踏まえた福祉的就労の支援内容を検討すること、働き方の 1 つとして
福祉的就労を確立させること、これらの対象として知的障害者や、発達障
害も含めた精神障害者の就労支援が現状での厚生労働省の考える優先的な
課題であると考えられる。

権利擁護

福祉的就労

B. 障害者雇用と法定雇用率制度

障害者雇用状況の集計結
果
障害者雇用促進法に基づ
き、毎年6月1日現在の
身体障害者、知的障害
者、精神障害者の雇用状
況について集計したも
の。

2017（平成29）年障害者雇用状況の集計結果によれば、50人以上規模の民間企業に雇用されている障害者は495,795.0人（実人員406,981人）である。対前年比21,421.0人増加しており、過去最高となった。障害別では、身体障害者333,454.0人（対前年比1.8％増）、知的障害者112,293.5人（対前年比7.2％増）、精神障害者50,047.5人（対前年比19.1％）である。また民間企業以外である公的機関や独立行政法人に雇用されている障害者は67,558.5人（実人員52,620人）であり、対前年比1,133.5人増加している。さらに障害別でみると、身体障害者60,093.0人（対前年比0.8％増）、知的障害者2,758.5人（対前年比2.5％増）、精神障害者4,707.0人（対前年比14.4％）である。民間企業における雇用の傾向と同様であり、精神障害者の雇用が特に増加していることがわかる（表2-3-2）。

表2-3-2 障害者の雇用状況

（2017年6月1日現在）

	障害者合計		身体障害者		知的障害者		精神障害者	
	2017年度	対前年度比	2017年度	対前年度比	2017年度	対前年度比	2017年度	対前年度比
A.民間企業 （50人以上）	495,795.0人	21,421.0人増 （4.5％増）	333,450.0人	5,850.0人増 （1.8％増）	112,293.5人	7,547.5人増 （7.2％増）	50,047.5人	8,019.5人増 （19.1％増）
B.公的機関等	67,558.5人	1,133.5人増 （1.7％増）	60,093.0人	474.5人増 （0.8％増）	2,758.5人	66.5人増 （2.5％増）	4,707.0人	592.5人増 （14.4％増）
C.合計 （＝A＋B）	563,353.5人	22,554.5人増 （4.2％増）	393,543.0人	6,324.5人増 （1.6％増）	115,052.0人	7,614.0人増 （7.1％増）	54,754.5人	8,612.0人増 （18.7％増）

出典）厚生労働省職業安定局「平成29年障害者雇用状況の集計結果」2017をもとに筆者作成.

除外率

実雇用率

図2-3-2は、50人以上の民間企業における実雇用率および雇用されている障害者の数の推移である。2010（平成22）年「7月に短時間労働者の参入や除外率の引き下げ等があったため」、2011（平成23）年の「実雇用率は1.65％にいったん下がったが2)」2004（平成16）年以降、実雇用率は増加傾向である。また民間企業に雇用されている障害者は14年連続で過去最高の人数である。

企業規模別では、雇用されている障害者の数は、すべての企業規模（50人以上企業規模）において前年よりも増加している。実雇用率も300人～500人未満規模企業を除き前年より増加しており、特に500人～1,000人未満規模企業と1,000人以上規模企業は民間企業全体の実雇用率（2014年：1.82％、2015年：1.88％、2016年：1.92％、2017年：1.97％）に4年連続達している。一方雇用率達成企業は、全体の半分である（表2-3-3）。

雇用率達成企業

法定雇用率

障害者雇用実態調査

また、「平成30年度障害者雇用実態調査結果」の事業所調査では、今後の障害者雇用の方針として、身体障害・知的障害・精神障害・発達障害者

図2-3-2　実雇用率と雇用されている障害者の数の推移

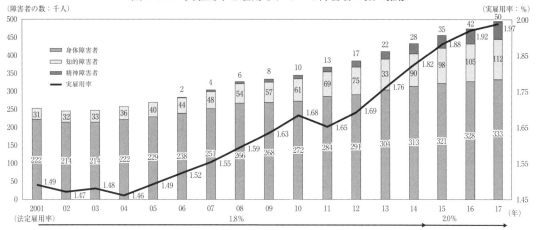

注1）雇用義務のある企業（2012〔平成24〕年までは56人以上規模，2013〔平成25〕年以降は50人以上規模の企業）についての集計である．

注2）「障害者の数」とは，次に掲げる者の合計数である．

- 2005（平成17）年度まで　身体障害者（重度身体障害者はダブルカウント）
  知的障害者（重度知的障害者はダブルカウント）
  重度身体障害者である短時間労働者
  重度知的障害者である短時間労働者
- 2006（平成18）年度以降　身体障害者（重度身体障害者はダブルカウント）
  知的障害者（重度知的障害者はダブルカウント）
  重度身体障害者である短時間労働者
  重度知的障害者である短時間労働者
  精神障害者
  精神障害者である短時間労働者
  （精神障害者である短時間労働者は0.5人でカウント）
- 2011（平成23）年度以降　身体障害者（重度知的障害者はダブルカウント）
  知的障害者（重度知的障害者はダブルカウント）
  重度身体障害者である短時間労働者
  重度知的障害者である短時間労働者
  精神障害者
  身体障害者である短時間労働者
  （身体障害者である短時間労働者は0.5人でカウント）
  知的障害者である短時間労働者
  （知的障害者である短時間労働者は0.5人でカウント）
  精神障害者である短時間労働者
  （精神障害者である短時間労働者は0.5人でカウント）

出典）厚生労働省「平成29年障害者雇用状況の集計結果」2017をもとに筆者が作成．

表2-3-3　企業規模別にみた雇用されている障害者の数および実雇用率ならびに雇用率達成企業の割合

企業規模	雇用されている障害者の数（人）		実雇用率		雇用率達成企業の割合（％）	
	2016年	2017年	2016年	2017年	2016年	2017年
50 〜　100人未満	43,503.0	45,689.5	1.55	1.60	45.7	46.5
100 〜　300人未満	93,480.0	99,028.0	1.74	1.81	52.2	54.1
300 〜　500人未満	43,378.0	44,482.0	1.82	1.82	44.8	45.8
500 〜 1,000人未満	57,069.5	58,912.0	1.93	1.97	48.1	48.6
1,000人以上	236,943.5	247,683.5	2.12	2.16	58.9	62.0
全体	474,374.0	495,795.0	1.92	1.97	48.8	50.0

出典）厚生労働省職業安定局「平成28年　障害者の雇用状況の集計結果」2016をもとに筆者作成．

の雇用について「わからない」が最も高い割合であった。身体障害者の雇用では「積極的に雇用したい」14.1％、「一定の行政支援があった場合雇用したい」20.1％、あわせて34.2％であり、「雇用したくない」は15.3％であった。知的障害者の雇用では「積極的に雇用したい」7.5％、「一定の行政支援があった場合雇用したい」14.2％、あわせて21.7％であり、「雇用したくない」は22.8％であった。精神障害者の雇用では「積極的に雇用したい」7.5％、「一定の行政支援があった場合雇用したい」12.4％であり、あわせて19.9％であり、「雇用したくない」は26.0％であった。発達障害者の雇用では「積極的に雇用したい」5.5％、「一定の行政支援があった場合雇用したい」14.4％、あわせて19.9％であり、「雇用したくない」は22.0％であった（図2-3-3）。さらに「障害者を雇用しない理由」でも「当該障害者に適した業務がないから」がこれらの障害において約8割、知的障害・精神障害・発達障害者では「職場になじむのが難しいと思われるから」が約3割であった。その他、身体障害者では「施設・設備が対応していないから」が3割を超えている。知的障害・精神障害者では「職場になじむのが難しいと思われるから」という回答も3割を超えた（図2-3-4）。

　これらのことから障害者雇用の現状は、①民間企業および民間企業以外も含め雇用される数が増加しており、特に精神障害者（発達障害者も含む）の雇用が増加している。②民間企業における実雇用率も増加傾向である。③企業規模別でも前年より下回ることなく、300人～500人未満規模の企業を除く企業規模（50人以上）で増加しており、1,000人以上規模の企業は民間企業全体の実雇用率を上回っている。④ただし雇用率達成企業の割合は全体の半分であり、特に知的障害・精神障害（発達障害も含む）者の雇用について当事者の支援と企業側の理解も含めた支援が、引き続き課題として挙げられる。

図2-3-3　民間企業における障害者雇用の方針

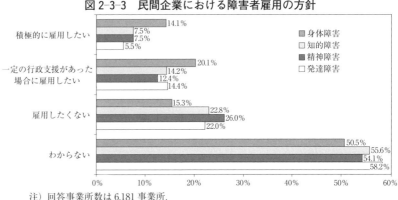

注）回答事業所数は6,181事業所.
出典）厚生労働省職業安定局「平成30年度障害者雇用実態調査結果」2019, p. 34.

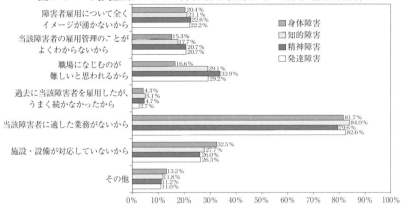

図 2-3-4　民間企業における障害者を雇用しない理由（複数回答）

注）回答事業所数は 6,181 事業所.

出典）厚生労働省職業安定局「平成 30 年度障害者雇用実態調査結果」2019, p. 36.

C. 被生活保護人員、ひとり親世帯数、ホームレスの人数など

　就労支援の対象は、その時期において生じる社会的な課題とともに多様化することが考えられる。障害者のみならず生活保護を受けている人、ひとり親世帯、ホームレスの人、がんを抱える人、日本で暮らす外国人や刑務所から出所してきた人など多岐にわたる。ここでは主に生活保護を受けている人、ひとり親世帯、ホームレスの人を中心に概観する。

　生活保護を受けている人においては、「被保護調査（平成 29 年度）」によれば、被保護世帯総数が 1,640,854 世帯（保護停止中を含む）である。世帯類型別では「高齢者世帯」864,714 世帯（構成割合 53.0％）、「母子世帯」92,472 世帯（構成割合 5.7％）、「傷病・障害者世帯」419,518 世帯（構成割合 25.7％）、「その他世帯」255,845 世帯（15.7％）である。**表 2-3-4** は 2003（平成 15）年度および前述の 2017 年度の世帯類型別被保護世帯数である。主な特徴は 2 点である。1 つは「高齢者世帯」が最も多いこと、もう 1 つは「その他世帯」の被保護世帯数の増加である（ただし近年、「母

表 2-3-4　世帯類型別にみた被保護世帯数

2003 年度	被保護世帯総数	高齢者世帯	母子世帯	傷病・障害者世帯	その他世帯
世帯数	939,733	435,804	82,216	336,772	84,941
構成割合（％）	100	46.4	8.7	35.8	9.0
2017 年度	被保護世帯総数	高齢者世帯	母子世帯	傷病・障害者世帯	その他世帯
世帯数	1,640,854	864,714	92,472	419,518	255,845
構成割合（％）	100	53.0	5.7	25.7	15.7

出典）「平成 15 年度社会福祉行政業務報告」（2003 年）および「被保護者調査（平成 29 年度）」（2017 年）をもとに筆者作成.

表 2-3-5　ひとり親家庭の主要統計データ（平成 28 年全国ひとり親世帯等調査）

	母子世帯	父子世帯
世帯数（推計値）	123.2 万世帯	18.7 万世帯
就業状況	81.8%	85.4%
うち正規の職員・従業員	44.2%	68.2%
うち自営業	3.4%	18.2%
うちパート・アルバイト等	43.8%	6.4%
平均年間収入（母または父自身の収入）	243 万円	420 万円
平均就労収入（母または父自身の就労収入）	200 万円	398 万円
平均年間収入（同居親族を含む世帯全員の加入）	348 万円	573 万円

資料出所）2016（平成 28）年度全国ひとり親世帯等調査.
注 1）母子のみにより構成される母子世帯数は約 75 万世帯、父子のみにより構成される父子世帯数は約 8 万世帯（平成 27 年国勢調査）.
注 2）「平均年間収入」及び「平均年間就労収入」は、平成 27 年の 1 年間の収入.
出典）厚生労働省子ども家庭局「平成 29 年度母子家庭の母及び父子家庭の父の自立支援策の実施状況（平成 30 年 12 月 25 日）」厚生労働省，2018，p.6.

子世帯」「傷病・障害者世帯」「その他世帯」は減少に転じている）。特に後者の「その他世帯」は、本来であれば働くことが可能な層が生活保護を受ける側に回っていることが考えられ、2003 年度と比較し約 3 倍増加している中、生活保護法および生活困窮者自立支援法を通じて就労支援を展開していくことが現状の課題であるといえよう。

生活保護法

生活困窮者自立支援法

　ひとり親世帯においては、主要な統計データは表 2-3-5 の通りである。母子世帯、父子世帯ともに就業率が 80% を超えている。その内訳として就業形態は「正規職員・従業員」が母子世帯では 44.2% に対し、父子世帯は 68.2%、「パート・アルバイト等」が母子世帯 43.8%、父子世帯 6.4% である。平均年間収入は、母自身が 243 万円（平均就労収入 200 万円、同居親族を含む世帯全員の平均年間収入 348 万円）、父は 420 万円（平均就労収入 398 万円、同居親族を含む世帯全員の平均年間収入 573 万円）である。母子世帯の就業率は 8 割を超える高い割合である一方、多くの人たちが低所得層に位置づけられていることが伺える。このひとり親世帯における就労支援は、母子家庭と父子家庭が抱えているそれぞれの課題を踏まえた中での支援策の検討と、通常就労支援は「就労率が低く、支援がなければ就労しにくい人びとに対して行われる支援である」が、「母子家庭の母の就労率はそもそも高く、就労支援が叫ばれる領域の中で異質の存在である[3]」ということが特徴である。これらのことを踏まえて、支援策の中身を吟味することが必要である。

　ホームレスの人においては、総数が 2003（平成 15）年調査では 25,296 人、2007（平成 19）年調査では 18,564 人、2012（平成 24）年調査では 9,576 人、2018（平成 30）年 1 月に実施された調査では 4,977 人であり減少傾向にある。ただし 2016（平成 28）年に実施されたホームレスの実態

に関する全国調査（生活実態調査）の結果を踏まえ、ホームレスの人たち
の高齢化、路上生活等の長期化が一層進んでいることが指摘された。また
これらの背後には、簡易宿泊所やネットカフェを拠点とした生活、友人の
家を泊まり歩くなど、不安定な居住環境にある層が存在するものと考えら
れている。10 年の時限立法であったホームレス自立支援法（2002〔平成
14〕年施行、正式名称は「ホームレスの自立の支援等に関する特別措置
法」）も 2017（平成 29）年まで 5 年延長され、さらに同年 6 月には 10 年
間延長された。日常生活の自立、社会生活の自立、経済的な自立を通じた
自立支援が展開されるべく、生活保護法や生活困窮者自立支援法と連動さ
せていく形での支援が必要とされている。

ホームレス自立支援法

日常生活の自立、社会生活の自立、経済的な自立

引用参考文献

1）石畑良太郎・牧野富夫編『よくわかる社会政策—雇用と社会保障（第3版）』ミネルヴァ書房，2019.
2）永野仁美・長谷川珠子・富永晃一編『詳説　障害者雇用促進法—新たな平等社会の実現に向けて〔増補補正版〕』弘文堂，2018，p.121.
3）藤原千沙「母子家庭支援分野における就労支援が提起すること」『職業リハビリテーション』20（2），日本職業リハビリテーション学会，2015，p.24-29.

コラム 障害者雇用実態調査における平均勤続年数

　5年ごとに厚生労働省が行う「障害者雇用実態調査」における民間企業への調査では、2008（平成20）年度および2013（平成25）年度において、身体障害、知的障害、精神障害者の平均勤続年数が報告されている。

　この勤続年数は、企業に採用されてから当該年11月1日（2018〔平成30〕年度調査は、6月1日）までの勤続年数である。（「採用後に身体障害者又は精神障害者であることを承知した者は身体障害者手帳又は精神障害者保健福祉手帳等により身体障害者又は精神障害者であることを承知した年月〔ただし、身体障害者又は精神障害者であることを承知した年月が明らかでないときは、手帳等の交付日〕を、それぞれ起点」としたものである）。

　身体障害者の場合、2008年度が9年2ヵ月、2013年度が10年、2018年度が10年2ヵ月である。知的障害者では2008年度が9年2ヵ月、2013年度が7年9ヵ月、2018年度が7年5ヵ月である。精神障害者は2008年度が6年4ヵ月、2013年度が4年3ヵ月、2018年度が3年2ヵ月である。身体障害者では平均勤続年数が伸びている一方、知的障害者および精神障害者では短くなっている。

　2018（平成30）年5月25日、厚生労働省職業安定局は「平成29年度・障害者の職業紹介状況等」を公表し、①「ハローワークを通じた障害者の就職件数が9年連続で増加」、②引き続き精神障害者の就職件数が増加していることが報告されている。これらは、企業における障害者雇用への理解が進み、ハローワークにおける職業紹介が充実されつつあると考えられることだが、就職件数というピンポイントの数値のみに注目しているものである。障害者雇用実態調査の平均勤続年数がそのまま定着状況を反映しているというところまでは一概にはいえないが、たとえば入職6ヵ月後・12ヵ月後・36ヵ月後定着率などといった指標も有効ではないだろうか。このような定着に関する指標を通じ、当事者による主体的な就労への取組み、就労支援機関による当事者の主体性の支援、雇用する事業所の支援などを検討していくことも必要であると考える。

第3章 労働法規の概要

1

就労支援サービスに携わる前提として、
労働法の知識は必須である。
雇用関係にはどのようなルールが適用されるのか、
労働法規の基本的な知識を学ぶ。

2

フルタイムの「正社員」という働き方もあれば、
パートやアルバイト、派遣など柔軟な働き方も増えている。
それらの就労形態に関して必要な知識を学ぶ。

3

就労支援サービスの過程において、
どのような法制度がかかわってくるだろうか。
職業紹介、障害者雇用、賃金制度など主な論点を
とりあげ、それらの法制度の特徴を学ぶ。

1. 労働法規の基礎

A. 法体系

日本国憲法 27 条や同 28 条を頂点に、さまざまな労働に関する法律が存在する。

それらを分類すると、①個別的労働関係法（労働基準法〔以下、括弧内では「労基」〕、労働契約法〔以下、「労契」〕、最低賃金法、労働安全衛生法、労働者災害補償保険法、パートタイム・有期雇用労働法、労働者派遣法、男女雇用機会均等法、育児・介護休業法など）、②雇用保障法（雇用保険法、職業安定法など）、③団体的労働関係法（労働組合法〔以下、「労組」〕など）、④公務員労働関係法（国家公務員法、地方公務員法など）、となる。

以下、労働法規の基礎として、実際に働くときに最も必要度の高い①を中心に取り上げることにする[1] [2] [3]。

B. 雇用とは

役務を提供する契約として、民法（以下、括弧内では「民」）に、①「雇用」（民 623 条）、②「請負」（民 632 条）、③「委任」「準委任」（民 643・656 条）の 3 つが定められている。①の雇用契約は、労働基準法をはじめとする労働法令では「労働契約」と定められている。呼称は違うが実質的な差はない。

労働契約

労働関係法令は、民法に対する特別法として優先適用される。労働基準法では、「労働者」は、事業に「使用され」（指揮命令）、「賃金を支払われる」者と定義されている（労基 9 条）。一方、「使用者」には、事業主だけでなく、実際に労務管理を担当する者なども含まれる（労基 10 条）。

労働者

指揮命令

使用者

「雇用」（労働契約）は、使用者の指揮命令に基づいて労務が提供されるのに対して、「請負」や「委任」・「準委任」には、指揮命令関係はないという点が、最も大きな違いである。

C. 労働条件と労働基準法

［1］ 基本原則

労働基準法は、労働条件の最低基準を定めている（労基1条）。つまり、個々の労働契約の中で、労働基準法の基準を下回る部分があれば、その部分は無効となり、同法の基準が適用されることになる（労基13条）。ちなみに、個々の労働契約と就業規則や労働協約との関係も同様である（労契12条、労組16条）。

なお、労働基準法の大部分は強行規定であり、労働者と使用者の合意によって排除できない。また、使用者の違反に対しては、罰則も用意されている（労基117～120条）。

その他の基本原則としては、国籍・信条・社会的身分を理由とする労働条件の差別的取扱いの禁止（均等待遇の原則）、男女同一賃金の原則（賃金のほかは男女雇用機会均等法が定める）、強制労働の禁止、就業介入営利事業の禁止（中間搾取の排除。例外として職業安定法に基づく有料職業紹介）、公民権行使の保障、が定められている（労基3～7条）。

［2］ 労働契約

労働契約の締結に際し、使用者は労働者に対して、労働条件を明示する義務がある。労働条件のうち、賃金、労働時間、契約期間、就業場所・業務、退職・解雇に関する事項は書面で示さなければならない（労基15条1項、労基則5条）。明示された労働条件が事実と相違する場合、労働者は契約を即時解除できる（労基15条2項）。

また、労働者の不当な足止め防止のため、労働契約における、違約金または損害賠償額の予定の禁止（労基16条）、使用者のもつ債権と賃金との相殺の禁止（前借金相殺の禁止）（労基17条）なども定められている。

ところで、労働者の採用過程のうち「内定」の段階で、労働契約が成立する。使用者からの採用内定通知を契約締結の「承諾」とみて、「（就労または効力）始期付解約権留保付労働契約」が成立するものと解されている（最2小判昭54・7・20民集33巻5号582頁、最2小判昭55・5・30民集34巻3号464頁）。

また、勤務開始後に労働者の適性判断の目的で設けられる「試用」は、「解約権留保付労働契約」と解されている。試用期間の経過後に本採用となる（最大判昭48・12・12民集27巻11号1536頁）。

「配置転換」（配転）については、採用時に勤務の種類・場所が特定されず、かつ、就業規則などに業務上必要な場合に配転しうる旨の定めがあれ

労働条件の最低基準

男女雇用機会均等法（雇用の分野における男女の均等な機会及び待遇の確保等に関する法律）
1965（昭和40）年制定。募集・採用、配置（業務配分や権限付与を含む）・昇進・降格・教育訓練、福利厚生、職種・雇用形態変更、退職勧奨・定年・解雇・契約変更における性別を理由とする差別的取扱いの禁止、間接差別の禁止、妊娠・出産等を理由とする不利益取扱いの禁止、セクシュアルハラスメント防止やマタニティハラスメント防止の措置義務などについて定めている。

労働条件の明示義務

内定

試用

配置転換（配転）

配転命令権の濫用
配転命令の業務上の必要
性と労働者の受ける不利
益との比較衡量を中心
に、不当な動機・目的の
有無なども考慮に入れ
て、権利濫用に当たるか
否かが判断される（最2
小判昭61・7・14判時
1198号149頁）。

**期間の定めのある労働契
約**

退職・解雇
労働契約の終了には、労
使の合意によって終了す
る「合意解約」と、契約
当事者の一方の解約告知
によるものとがある。労
働者からの解約を「（任
意）退職」や「辞職」、使
用者からの解約を「解雇」
と呼んで区別している。

労働契約法
2007（平成19）年制定。
就業形態の多様化、個別
労働関係紛争の増加など
に対応し、労働契約の締
結、変更、継続・終了、
有期労働契約に関する民
事的ルールを体系的にま
とめたもの。

**期間の定めのない労働契
約**

解雇予告

平均賃金
算定事由の発生した日以
前3ヵ月間に労働者に支
払われた賃金総額を、そ
の期間の総日数で除した
金額（労基12条）。解雇
予告手当や休業手当など
の算定基礎となる。

解雇権濫用法理

ば、労働者の個別的同意なしに使用者に配転命令権が認められる。

［3］ 契約期間と退職・解雇

労働契約には、有期雇用である「期間の定めのある労働契約」と、いわゆる正社員に典型的な「期間の定めのない労働契約」とがある。

「期間の定めのある労働契約」の期間の上限については、民法で5年を超える期間は当事者を拘束しない旨が定められているが（民626条）、労働基準法ではそれを修正し、原則として、3年の上限が定められている。その例外として、一定の事業の完了に必要な期間のほか、高度の専門的知識等を有する者および60歳以上の者との契約については5年の期間が認められる（労基14条1項）。

契約期間が満了すると契約は終了する。期間の途中（ただし、労働者の場合は締結から1年以内）における解約（退職・解雇）には、各当事者とも「やむを得ない事由」が必要となる（民628条、労基137条、労契17条1項）。

なお、労働契約法に基づき、有期労働契約が反復更新されて通算契約期間（ただし、一定の空白期間〔クーリング期間〕があるときはそれ以前の期間は通算されない）が5年を超える場合は、労働者の申込みにより、「期間の定めのない労働契約」に転換されうる（労契18条）。

「期間の定めのない労働契約」の場合は、労働者はいつでも解約の申入れができ、2週間経つと契約は終了する（民627条1項）。使用者による解雇については、労働基準法に基づき、30日前までの予告が求められる。この解雇予告日数を短縮するには、平均賃金の支払い（「解雇予告手当」）が必要となる（労基20条）。ただし、天災事変その他やむを得ない事由のために事業継続が不可能な場合や、労働者の責めに帰すべき事由がある場合などには、即時解雇が認められる（労基20条1項ただし書）。

ところで、従来から、解雇は判例法理によって事実上制約されてきた（いわゆる解雇権濫用法理）。パートタイマーなどが短期の労働契約を反復更新された後の雇止めに関しても同法理が類推適用される（最1小判昭61・12・4判時1221号134頁）。その判例法理の趣旨を受けて、現在では、労働契約法が、客観的に合理的理由を欠き社会通念上相当であると認められない解雇は、権利濫用として無効となる旨を規定しており（労契16条）、有期労働契約の雇止めに関しても法定化されている（労契19条）。

［4］ 賃金

給与、手当、賞与など、その名称に関係なく、労働の対償として使用者

から支払われるものが「賃金」である（労基11条）。そのうち、賞与や時間外手当などを除くものは、最低賃金法の適用を受ける（労基28条）。退職金や賞与は、本来は任意のものであるが、就業規則などに支給基準が定められていれば、支払義務のある賃金となる。ちなみに、「年俸制」とは、年単位で労働者の報酬総額を定める賃金制度である。賃金額は年単位で定められるが、支払い自体は毎月に分けて行われる必要がある。また、年俸制であっても、一定の場合を除いて割増賃金の適用を外れない。

　賃金の支払原則として、①通貨払の原則（例外として、労働者の同意を得た上での口座振込みなど）、②直接払の原則（保護者や代理人への支払いも認められない）、③全額払の原則（例外として、税金・社会保険料の〔源泉〕徴収など）、④毎月1回以上、一定期日払の原則（例外として、賞与、臨時に支払われる賃金など）、が定められている（労基24条）。

　なお、「使用者の責に帰すべき事由」による休業には、平均賃金の6割以上の休業手当の支払いが義務付けられている（労基26条）。

［5］労働時間・休憩・休日

　法定労働時間は、週40時間、1日8時間である。労働基準法上の労働時間は、休憩時間を除く、労働者が使用者の指揮監督下にある実労働時間を指し、いわゆる拘束時間ではない（労基32条）。ただし、次の作業に向けて待機している「手待時間」は労働時間に含まれる。

　法定労働時間を超えて労働させうる制度としては、あらかじめ所定労働時間を配分し、トータルで法定労働時間の枠内に収め、労働時間の短縮を図る「変形労働時間制」と、始業・終業の時刻を労働者の決定に委ねる「フレックスタイム制」がある。その場合、一定期間内の平均労働時間が法定労働時間を超えないように設定される。

　また、一定の時間労働したとみなす「みなし労働時間制」もある。「事業場外労働」と「裁量労働」である。外回りの営業職などに多い事業場外労働は、労働者が事業場外で業務に従事するため労働時間の算定が難しい場合に、所定労働時間の労働をしたと「みなす」制度である（労基38条の2）。裁量労働には、専門的な知識や技術を必要とする業務に限定した「専門業務型」と、事業運営に関する企画・立案・調査・分析の業務に限定した「企画業務型」の2種類がある（労基38条の3・38条の4）。

　事業場外労働と専門業務型裁量労働は労使協定で実施できるが、企画業務型裁量労働の実施には、労使代表が構成員となる労使委員会の5分の4以上の合意による決議を要する。

　休憩は、労働時間が6時間を超える場合は最低45分、8時間を超える

最低賃金法
➡ p.59

年俸制

賃金の支払原則

使用者の責に帰すべき事由
民法536条2項の「債権者の責めに帰すべき事由」（故意・過失または信義則上これと同視すべき事由）よりも範囲が広く、「使用者側に起因する経営、管理上の障害を含む」（最2小判昭62・7・17民集41巻5号1283頁）が、いわゆる「不可抗力」は含まない。

休業手当

法定労働時間

変形労働時間制
①1ヵ月単位（労基32条の2）、②1年単位（労基32条の4）、③30人未満の小売業・飲食店などを対象に1日10時間まで労働させうる1週間単位（労基32条の5）がある。いずれも労使協定に定めることで、①は就業規則などに定めることでも実施できる。

フレックスタイム制
就業規則などに定め、かつ、適用労働者の範囲、3ヵ月以内の清算期間、当該期間の総労働時間、1日の標準労働時間などを労使協定に定めることで実施できる（労基32条の3）。

事業場外労働

裁量労働

労使協定
使用者と事業場の過半数代表との書面による協定。三六協定など労働基準法だけでも10種類以上ある。なお、企画業務型裁量労働にかかる労使委員会の決議は労使協定と類似の性格をもち、労使協定の多くを代替する（労基38条の4第5項）。

休憩の自由利用の原則

場合は最低1時間が法定されており、一斉付与（労使協定で例外を設定できる）かつ自由利用が原則とされている（労基34条）。

休日については、完全週休2日制をとるところも増えてきたが、法定の休日としては、「毎週少なくとも1回の休日」（週休制）、または、4週間を通じた4日以上の休日（変形週休制）にとどまる（労基35条）。

労働者を休日に労働させるには、休日労働の手続をとるか、事前の休日の「振替」を要する。あらかじめ休日の振替をせず、休日労働した後に休日を与えられる場合は、振替ではなく「代休」として区別される。

［6］時間外労働・休日労働・深夜業と賃金

法定労働時間を超える時間外労働や法定休日に行う休日労働は、三六協定の締結・届出（労基36条1項）があれば、使用者に労働基準法違反は生じない。使用者が実際に労働者に時間外・休日労働を命じるには、就業規則などへの定めも必要となる。

三六協定による時間外労働（休日労働は含まず）の上限時間は、原則として、1ヵ月45時間、1年360時間とされており、臨時的な特別の事情があって労使が合意する場合でも、時間外労働は1年720時間以内、時間外労働と休日労働を合わせて、1ヵ月100時間未満、2～6ヵ月平均80時間以内でなくてはならない（労基36条4項・6項）。従来は、大臣告示で時間外労働の限度時間が定められ、法的拘束力がなかったが、「働き方改革」によって、強制力のある基準として法定化された。

賃金の割増率は、時間外労働で2割5分以上、休日労働で3割5分以上となる。深夜業（午後10時～午前5時）は2割5分以上の割増で、時間外・休日労働と重なるときはそれらの割増率に加算される（労基37条）。

ただし、①農業・畜産・水産業従事者、②管理監督者、③機密事務取扱者、④監視・断続的労働従事者で労働基準監督署長の許可を受けた者、については、労働時間・休憩・休日に関する規定は、適用除外とされるため（労基41条）、時間外手当の支払い義務も発生しない。

なお、「働き方改革」で、高度の専門的知識等を必要とし、労働時間と成果の関連性が高くないと認められる業務に従事し、かつ、一定の年収要件を満たす労働者を対象に、労使委員会の決議および労働者本人の同意を前提として、労働時間、休憩、休日に関する規定だけでなく、深夜割増賃金に関する規定も適用除外とする特定高度専門業務・成果型労働制（高度プロフェッショナル制度）が創設された（労基41条の2）。

週休制・変形週休制

三六協定
労使協定の1つ。法定労働時間を超える労働と法定休日の労働に関する協定。労働基準法36条に規定されていることからこう呼ばれる。

働き方改革
多様な働き方を選択できる社会の実現を目指し、「働き方改革を推進するための関係法律の整備に関する法律」（2018〔平成30〕年制定）に基づき、労働基準法をはじめ関係法令を改正。時間外労働の上限規制の導入、年次有給休暇の取得義務化、高度プロフェッショナル制度の創設、非正規労働者の不合理な待遇差を解消する規定整備などが行われ、2019年度から順次施行されている。

時間外労働月60時間超の割増賃金
時間外労働のうち月60時間を超える分については、割増賃金率が5割以上に引き上げられる（中小企業は、2023〔令和5〕年4月1日施行）。労使協定に基づき、この割増賃金の上乗せに代えて、年休とは別に有給休暇を付与することもできる（代替休暇）。

深夜業

管理監督者

表 3-1-1　年次有給休暇とパートタイマーへの比例付与

勤続年数		6ヵ月	1年6ヵ月	2年6ヵ月	3年6ヵ月	4年6ヵ月	5年6ヵ月	6年6ヵ月〜
週所定労働日数	1年間の所定労働日数							
通常の労働者		10日	11日	12日	14日	16日	18日	20日
4日	169〜216日	7日	8日	9日	10日	12日	13日	15日
3日	121〜168日	5日	6日	6日	8日	9日	10日	11日
2日	73〜120日	3日	4日	4日	5日	6日	6日	7日
1日	48〜 72日	1日	2日	2日	2日	3日	3日	3日

注1) 週所定労働時間30時間以上または週所定労働日数5日以上の短時間労働者は通常の労働者と同様.

注2) □ は、年次有給休暇の時季指定義務の対象.

[7] 年次有給休暇

　少なくとも6ヵ月間継続勤務し、全労働日の8割以上出勤した場合に、その時点からの1年間につき最低10日の年次有給休暇（年休）が与えられ（労基39条）、それ以降の勤続についても徐々に日数が加増されていく（最高、年20日まで）。短時間労働者についても、年休が比例付与される（労基則24条の3、**表3-1-1**）。　　　　　　　　　　　　年次有給休暇（年休）

　年休の付与は原則として1日単位であるが、半日単位の取得も許容される。さらに、労使協定によって、1年に5日分を限度として時間単位で年休を取得することも認められている（労基39条4項）。

　労働者は、年休取得日を自ら決める「時季指定権」を有する。これに対して、「事業の正常な運営を妨げる場合」は、使用者は「時季変更権」を行使しうる。使用者は、5日を超える分の年休日については、労使協定で時季を定める「計画年休」を実施することもできる（労基39条5項・6項）。　　　　　時季指定権　時季変更権　計画年休

　「働き方改革」で、年10日以上の年次有給休暇が付与される労働者に限り、使用者が労働者の希望を聴取して時季指定する形で、年5日の年休を当該労働者に取得させることが使用者の義務となった。その際、労働者自らの申出によって取得した日数や、計画年休で付与した日数については、この5日から控除することができる（労基39条7項・8項）。

　なお、未消化の年休の消滅時効は2年である（労基115条）。

[8] 就業規則

　事業場に常時10人以上の労働者を使用するとき、使用者は、就業規則の作成義務を負う。就業規則の規定事項には、絶対的必要記載事項（労働時間、休日、休暇、賃金、退職・解雇など）と相対的必要記載事項（退職手当、臨時の賃金、表彰・制裁など）がある（労基89条）。就業規則の作成・変更に際しては、当該事業場の過半数代表（過半数組合またはそのよ　　　就業規則の作成義務　絶対的必要記載事項　相対的必要記載事項

うな労働組合がない場合は労働者の過半数代表者）に対する意見聴取義務、
労働基準監督署への届出義務（労基89条・90条）、労働者への周知義務
（労基106条）が課せられる。

労働契約法12条
➡ p.47

　就業規則の基準を下回る労働契約の部分は無効となり、就業規則の基準
によることになる（労契12条）。一方、就業規則の内容が個別の労働契約
の基準を下回る場合は、当該個別の労働契約が優先適用される（労契7条
ただし書）。なお、就業規則は、法令または労働協約に反するものであっ
てはならない（労基92条、労契13条）。

　就業規則は使用者が一方的に作成するものであるが、従来から、判例法
理によって、合理的な労働条件を定めているものである限り法的規範性が
認められる、とされており（最大判昭43・12・25民集22巻13号3459頁）、
現在は、労働契約法が、就業規則の周知要件を加えた上で、当該判例のルー
ルを明文化している（労契7条本文）。

就業規則の不利益変更　また、就業規則の不利益変更についても、従来の判例によって、労働条
件の統一的・画一的な決定を建前とする性質から、当該条項が合理的なも
のである限り、個々の労働者はその適用を拒否できないものとされてきた
（前掲最大判昭43・12・25）。現在は、労働契約法がその趣旨を明文化し
ており、その際、①労働者の受ける不利益の程度、②変更の必要性、③変
更後の内容の相当性、④労働組合等との交渉状況、⑤その他の事情、に照
らして合理性が判断されることになる（労契9条・10条）。

［9］その他

労働安全衛生法　　　労働者の安全衛生・健康などに関しては、「労働安全衛生法」に全面的
に委ねられている。また、労働災害補償について、労働基準法は、労働者
の業務上の負傷・疾病につき、使用者の無過失責任による補償制度を設け
ている。実際には、労働者災害補償保険が、労働基準法上の使用者の補償
義務に対する責任保険として業務災害を対象に、また労働者災害補償保険
独自のものとして通勤災害を対象に、それぞれ保険給付を設けている。

2. 多様な働き方

A. 正規雇用と非正規雇用

「期間の定めのない労働契約」を締結し、かつ、フルタイムで働く人は、一般に、正社員と呼ばれる。それに対し、「期間の定めのある契約」に基づく、あるいはフルタイムではない働き方をする人は、非正規雇用として、パート、アルバイト、契約社員などと呼ばれている。なお、派遣労働者のように、勤務先事業主と雇用関係がない労働者も非正規雇用に分類される。

正社員

ただし、法律上は、いずれも「労働者」に当たるものとして、その上で、勤務時間などに着目した「短時間労働者」、雇用関係に着目した「派遣労働者」といった区別があるにすぎない。

B. パートタイム労働

[1] パート、アルバイトという働き方

「パートタイマー」「アルバイト」「嘱託」「契約社員」「臨時社員」「準社員」などのさまざまな呼称は、実務上用いられているものにすぎない。

法的には、それらの呼称かかわらず、指揮命令を受けて（「使用され」）、労務を提供して「賃金を支払われる」者であれば、労働基準法上の「労働者」（労基9条）に該当し、労働基準法、最低賃金法、労働安全衛生法、労働者災害補償保険法、男女雇用機会均等法、育児・介護休業法、雇用保険法などの労働関係法令の適用を受けることになる。そして、そのうち、労働時間の面で、職場の正社員と比べて労働時間の短い人が、法律上の「短時間労働者」の枠に当てはまり、パートタイム・有期雇用労働法（短時間労働者及び有期雇用労働者の雇用管理の改善等に関する法律。以下、括弧内では「パート」）の適用もあわせて受けることになるのである。

パートタイム・有期雇用労働法（短時間労働者及び有期雇用労働者の雇用管理の改善等に関する法律）

本来は、労働時間のみに着目した分類であるが、一般に、有期契約（期間の定めのある労働契約）の雇用である例が多いのが特徴である。「働き方改革」では、「同一労働同一賃金」の実効性を図る目的で、均等・均衡処遇の強化を進める規定整備が行われた（2020〔令和2〕年4月1日施行。中小企業は2021〔令和3〕年4月1日施行予定）。この改正で、同法の対象にパートタイム労働者だけでなく、有期雇用労働者も含まれることにな

短時間労働者

［2］ 短時間労働者とは

　法律上、「短時間労働者」とは、「1週間の所定労働時間が同一の事業所に雇用される通常の労働者……の1週間の所定労働時間に比し短い労働者」（パート2条1項）と定義されている。

　事業主は、パートタイム・有期雇用労働法に基づき、短時間労働者・有期雇用労働者の雇入れに際して、労働基準法で文書による明示が義務づけられている事項に加えて、昇給・退職手当・賞与の有無・相談窓口について文書交付等による明示が義務づけられており（違反につき10万円以下の過料）、それ以外の事項の明示についても努力義務とされている（パート6条・31条）。また、短時間労働者・有期雇用労働者にかかる就業規則の作成・変更に際しては、事業場における短時間労働者・有期雇用労働者それぞれの過半数代表の意見聴取が努力義務となっている（パート7条）。

［3］ 正社員（「通常の労働者」）との均衡・均等処遇

　非正規労働者の賃金等の処遇は一般労働者に比べて低い傾向にあるなど、その格差が指摘されていることを受け、待遇に不合理な相違を設けてはならない旨が明記されている（不合理な待遇差の禁止〔均衡待遇規定〕。パート8条）。そこで、「通常の労働者」の待遇と均衡（バランス）をとるため、事業主には、短時間労働者・有期雇用労働者の職務内容、成果、意欲、能力、経験等の就業の実態を踏まえた賃金決定と教育訓練を行う努力義務（パート10条・11条2項）、通常の労働者と同様に福利厚生施設（給食施設、休憩室、更衣室）の利用機会を付与する義務（パート12条）が課せられている。また、職務内容が通常の労働者と同じである者については、事業主に、職務遂行にかかる教育訓練を通常の労働者と同様に実施する義務（パート11条1項）も課せられている。

均衡待遇規定

　さらに、退職までの全雇用期間において職務内容・配置（人材活用の仕組みや運用）が通常の労働者と同一の者（「通常の労働者と同視すべき短時間・有期雇用労働者」）については、すべての待遇について、短時間労働者・有期雇用労働者であることを理由とする差別的取扱いが禁止される（差別的取扱いの禁止〔均等待遇規定〕。パート9条）。

均等待遇規定

　その他、事業主には、通常の労働者への転換を推進するため、一定の措置を講じることも義務付けられている（パート13条）。

　事業主には、以上の雇用管理上の措置について、雇入れ時の説明義務、待遇決定に際して考慮した事項の説明義務等が課せられており、待遇差の

説明を求めた労働者に対する不利益取扱いの禁止も定められている（パート14条1〜3項）、また、基本的考え方や具体的内容を示した指針（いわゆる「同一労働同一賃金ガイドライン」平30厚労告430号）も策定されている。

C. 派遣労働

[1]「派遣」という働き方

「労働者派遣」とは、派遣元事業主と労働契約を締結している派遣労働者が、その雇用関係を維持したまま、派遣元事業主と派遣先との間の「労働者派遣契約」に基づいて、派遣先の指揮命令の下で労務を提供するというものである（労働者派遣事業の適正な運営の確保及び派遣労働者の保護等に関する法律〔以下、括弧内では「派遣」〕2条）。

すなわち、派遣労働者と派遣先の間には雇用関係がないため、これも、一般に、非正規雇用と呼ばれる働き方である。もっとも、派遣労働者も「労働者」であるので、当然、労働関係法令の適用を受ける。

派遣労働者の雇用安定を図るため、労働条件、安全衛生、教育訓練・能力開発、派遣元・派遣先の連絡体制などに関して、派遣元事業主、派遣先の両方に対してそれぞれ指針が定められている。

なお、「働き方改革」で、派遣先労働者との不合理な待遇差を解消するため、労働者派遣法においても、上記のパートタイム・有期雇用労働法と同様の均衡待遇規定と均等待遇規定を設けるとともに（派遣30条の3第1項・2項）、派遣元事業主による待遇に関する事項の説明義務、待遇差の説明を求めた労働者の不利益取扱いの禁止につき、同様の規定を整備した（派遣31条の2）（中小企業についても2020〔令和2〕年4月1日施行）。

[2] 労働者派遣

労働者派遣事業を行うには、厚生労働大臣の許可が必要である（派遣5条）。一般に、労働者派遣には、常用型と登録型がある。常用型は、労働者が派遣元と継続性のある労働契約を締結している中で、派遣先がみつかれば派遣先に派遣されるものである。よくみられるのは、もう一方の登録型であり、派遣元（派遣会社）に登録し、派遣されることになった都度、派遣元と派遣期間に合わせた有期の労働契約を締結して、派遣先に派遣されるものである。

労働者派遣が禁止される業務として、①港湾運送業務、②建設業務、③警備業務、④病院・診療所などにおける医療関係業務（ただし、紹介予定

労働者派遣

労働者派遣法（労働者派遣事業の適正な運営の確保及び派遣労働者の保護等に関する法律）

労働者派遣事業
かつては、常用型のみを扱う特定労働者派遣事業（届出制）と、それ以外の一般労働者派遣事業（許可制）とに区分されていたが、2015（平成27）年改正により、この区分が廃止され、すべての労働者派遣事業が、従来より厳しい新たな基準に基づく許可制に一本化された。

紹介予定派遣
派遣元事業主による派遣先に対する職業紹介であり、派遣労働者と派遣先の直接雇用につながるような労働者派遣。派遣期間中に派遣先・派遣労働者ともに、業務遂行能力や適性を見定めることができる。ただし、紹介予定派遣の場合、同一の派遣労働者の派遣期間は6ヵ月以内に制限される。

派遣〔ジョブ・サーチ型派遣〕、産前産後休業や育児・介護休業中の労働者の代替としての医療関係職種の派遣、へき地・離島の病院・診療所などへの医師の派遣を除く）がある（派遣4条1項、派遣令1条・2条）。

なお、日雇派遣（雇用期間30日以内のもの）は、原則として禁止されている（派遣35条の4）。ただし、一定の業務や、60歳以上の者、学生・生徒、世帯収入が一定以上の者などは例外とされる（派遣令4条）。また、離職後1年以内の人を派遣労働者として離職前事業者（元の勤務先）に派遣することも禁止されている（派遣35条の5・40条の9）。ただし、60歳以上の定年退職者は禁止対象から除外される（派遣則33条の10）。

［3］ 派遣期間

派遣可能期間
かつては、派遣受入期間の制限がなかった一定の専門業務を除いて、原則1年（最長3年）とされていたが、2015（平成27）年改正により、すべての業務につき一律「3年」となった。ただし、派遣先事業所の過半数代表の意見聴取を行うことで、最長3年ずつ延長できる（延長回数に制限なし）。

派遣受入期間には制限があり、派遣先は、派遣可能期間（原則、3年）を超えて、同一の事業所において労働者派遣を受けてはならない（派遣40条の2）。例外として、無期雇用派遣労働者、60歳以上の者（派遣則32条の5）、産前産後休業、育児・介護休業などを取得する労働者の代替業務などについては、派遣受入期間の制限はない。なお、派遣労働者個人についても、当該事業所の同一組織単位（課、グループなど）ごとの役務の提供につき、3年の期間制限が設けられている（派遣40条の3）。

派遣労働者の雇用の安定を図るため、派遣元事業主には、有期雇用の派遣労働者が、同一組織単位に継続して1年以上派遣される見込みがあるなど一定の場合に、雇用安定措置（派遣先への直接雇用の依頼、新たな派遣先の提供、派遣元事業主による無期雇用など）を講じる努力義務、また、同一組織単位に派遣可能期間の上限となる3年間継続して派遣される見込みがある場合は、同措置を講じる義務が課せられる（派遣30条）。

一方、派遣先は、同一の業務に1年以上派遣労働者を受け入れていた場合、同一の業務に労働者を雇い入れる際に、当該派遣労働者を優先雇用する努力義務が課される（派遣40条の4）。

なお、派遣先による事前面接や派遣先への履歴書送付など、派遣労働者の特定を目的とする行為は、紹介予定派遣である場合を除いて、禁止（ただし努力義務）されている（派遣26条6項）。

［4］ 労働者派遣と業務請負

「派遣」は、上述の通り、派遣労働者と派遣元の間に労働契約（雇用関係）、派遣元と派遣先の間に労働者派遣契約があり、労働者と派遣先の間には指揮命令関係（使用関係）が発生する。一方、「請負」は、労働者と請負業者の間に雇用関係、請負業者と注文主の間に請負契約が存在するが、

労働者と注文主の間に指揮命令関係は生じないのが特徴である。

「派遣」か「請負」かは、派遣先または注文主と労働者との間の指揮命令関係の実態から判断されなければならない。ところが、実態は「派遣」であるのに、形式だけ「請負」とする偽装請負（違法派遣の1つ）の例がみられる。問題は、派遣と請負とでは、労働者の安全衛生の確保、労働時間管理などに関して、派遣元・派遣先あるいは請負業者・注文主が負うべき責任が異なる点である。

さらに、あっせん業者が労働者と労働契約を結ばず、当該労働者を個人事業主として就労先と直接に請負契約や業務委託契約を結ばせ、しかし実際には就労先の指揮命令の下に働かせる、という違法なケースもみられる。この場合、形式上は労働者に該当しないため、労働関係法令や被用者向けの社会保険、労働保険の適用が排除されてしまうといった問題が生じる。

違法派遣
①禁止業務派遣、②無許可派遣、③期間制限違反派遣、④偽装請負がある。派遣先が、①〜④の違法な派遣であることを知りながら派遣労働者を受け入れている場合には、当該派遣先は、派遣労働者に対して直接の労働契約を申し込んだものとみなされる（派遣40条の6）。

3. 就労支援にかかわる主な法律

A. 職業安定法

[1] 職業紹介

職業安定法（以下、括弧内では「職安」）は、公共職業安定所（ハローワーク）が行う職業紹介・職業指導、地方公共団体や民間事業者等が行う職業紹介事業に関する規制、労働者募集に関するルールなどについて定めている。

公共職業安定所や地方公共団体、民間の職業紹介事業者等を介して、職業紹介が行われている。「職業紹介」とは、求人・求職の申込みを受け、求人者、求職者間の雇用関係の成立をあっせんすることをいう（職安4条1項）。かつて、職業紹介は、公的機関が無料で行うことを原則としていたが、1999（平成11）年の職業安定法改正によって、厚生労働大臣の許可の下（職安30条）、民間による有料職業紹介事業が、原則として自由化された。

国による職業紹介は主に公共職業安定所が窓口となる。そのうち、学生・生徒等の職業紹介については、公共職業安定所長は、学校長に業務の一部を分担させることができ（職安27条）、求人者は公共職業安定所を通さず、直接学校に求人を申し込むことができる。

職業安定法

職業紹介

公共職業安定所（ハローワーク）

職業指導
実習、講習、指示、助言、情報提供などの方法によって、能力に適合した職業の選択を容易にさせ、かつ、当該職業に対する適応性を増大させるため行われる（職安4条4項）。公共職業安定所は、障害者、新たに就職する者、その他特別に指導が必要な者に対して職業指導の義務を負う（職安22条）。

公共職業安定所以外が行う職業紹介は、有料職業紹介事業と無料職業紹介事業とに分かれる。無料職業紹介事業のうち厚生労働大臣への通知のみですむ地方公共団体（職安29条）、届出のみですむ学校等や特別の法人が行うものを除いて（職安33条の2・33条の3）、いずれの事業も厚生労働大臣の許可を受けなければならない（職安30条・33条）。

[2] 労働者の募集

労働者の募集とは、被用者になることを勧誘することであり（職安4条5項）、新聞・雑誌などの広告、ウェブサイトなどさまざまな方法で行われている。自ら募集する場合と他人に委託して行う場合（委託募集）があ

り、後者の場合、厚生労働大臣の許可が必要となる（職安36条）。

募集者および募集委託者は、募集に応じた労働者から報酬を受けてはならない（職安39条）。また、募集者は、募集に従事する被用者または募集受託者に対し、賃金あるいは事前に厚生労働大臣に認可を受けた報酬以外の報酬を与えてはならないとされる（職安40条）。

[3] 職業紹介・労働者募集に関する原則

職業紹介や労働者募集については、①均等待遇原則（職安3条。人種、国籍、信条、性別、社会的身分、門地、従前の職業、労働組合員であること等を理由とする差別的取扱の禁止）、②労働条件の明示義務（職安5条の3。特に賃金、労働時間、契約期間、就業場所・業務、社会保険・労働保険については書面等による）、③個人情報の保護（職安5条の4）、④求人求職受理義務（職安5条の5・5条の6）、⑤適職紹介（職安5条の7）、⑥争議不介入（職安20条・34条）といった基本原則がある。

②に関しては、求人・募集時の条件と採用時の条件が異なる場合に、その内容を求職者に明示することも義務づけられている（職安5条の3第3項）。

B. 障害者雇用促進法

[1] 法定雇用率（「障害者雇用率」）

障害者雇用促進法（障害者の雇用の促進等に関する法律）、以下、括弧内では「障害雇用」）は、障害者の雇用促進等のための措置、均等な機会・待遇確保等のための措置、職業リハビリテーションの措置などを総合的に講じることで、障害者の職業安定を図ることを目的としている（障害雇用1条）。また、同法は「障害を理由とする差別の解消の推進に関する

法律」を受けて、雇用の分野における、障害者差別禁止と合理的配慮の提供義務についても定めている（障害雇用34条以下）。

同法の対象となる「障害者」は、身体障害者、知的障害者および精神障害者（発達障害を含む）である（障害雇用2条）。

事業主は、障害者の雇用について、常態として、法定雇用率（「障害者雇用率」）を達成・維持すべき義務を負う（障害雇用43条）。

法定雇用率を満たすことは法的義務であるが、罰則は設けられていない。この点、雇用関係は労使間の信頼に基づく人的結合であり、刑罰による実現は適切ではないと説明されている。そこで、事業主による当該義務の履行確保の手段として、厚生労働大臣は、必要があると認める場合には、事業主に対して、「障害者の雇入れに関する計画」の作成を命じることができ（障害雇用46条）、さらに、当該雇入れ計画を作成した事業主が、正当な理由なく当該計画の変更または適正実施に関する勧告に従わないときには、企業名を公表できる仕組みになっている（障害雇用47条）。

［2］障害者雇用納付金制度

法定雇用率未達成の事業主から「納付金」を徴収し、達成事業主に「調整金」・「報奨金」を交付する障害者雇用納付金制度の仕組みがある（障害雇用49条以下）。これは、雇用率未達成に対する制裁という意味合いの制度ではなく、社会連帯責任の理念に立ち、事業主間の障害者雇用に伴う経済的負担を調整するとともに、障害者を雇用する事業主に助成・援助を行うために、事業主の共同拠出で行われるものである。

［3］障害者雇用と賃金制度

障害者雇用についても、労働基準法上の賃金の支払原則（労基24条）が、当然に適用される。とりわけ直接払の原則に関しては、保護者に支払うことも認められないことに留意する必要がある。

他方で、障害者雇用の場合、最低賃金制度については、減額特例の制度が設けられている。

C.最低賃金法

［1］最低賃金の決定

最低賃金法（以下、括弧内では「最賃」）は、賃金の最低額を保障し、労働条件の改善を図ることを目的としている。

最低賃金は、厚生労働大臣または都道府県労働局長が最低賃金審議会に

精神障害者の雇用義務
かつて、精神障害者は雇用義務の対象に含まれず、精神障害者保健福祉手帳の保持者が実雇用率の算定対象とされるにとどめられていた。2013（平成25）年改正により、2018（平成30）年4月から、同手帳を持つ精神障害者が、法定雇用率の算定基礎の対象に加えられ、雇用義務化された。

障害者の雇入れに関する計画

企業名公表

障害者雇用納付金制度
➡ p.98

賃金の支払原則
➡ p.49

最低賃金の減額特例
➡ p.176

最低賃金法

最低賃金審議会
労働者代表、使用者代表、公益委員の三者構成。厚生労働大臣の諮問を受けて審議する中央最低賃金審議会と、都道府県労働局長の諮問を受けて審議する都道府県ごとの地方最低賃金審議会がある。

59

調査審議を求め、その意見を聴いて決定する（最賃10条1項・15条2項）。最低賃金額は、かつては、時間、日、週または月単位で定めるとされていたが、現在は、時間単位の表示に一本化されている（最賃3条。ただし、一部の特定最低賃金は、日額と時給額が定められている）。

［2］最低賃金の種類

地域別最低賃金

　　最低賃金には、都道府県単位の「地域別最低賃金」のほか、これより高い最低賃金を定める必要があると認められる産業について設定される「特定最低賃金」がある。

　　地域別最低賃金は、「あまねく全国各地域について決定されなければならない」（最賃9条1項）ものとして、その決定が義務的なものとされており（最賃10条）、賃金の最低限度を保障するセーフティネットとして位置づけられている。地域別最低賃金を定める際に、労働者が健康で文化的な最低限度の生活を営むことができるよう、生活保護を下回らないように配慮しなくてはならない旨も明記されている（最賃9条3項）。他方で、

特定最低賃金

「特定最低賃金」は、関係労使の申出を受けて決定することができる任意のものとされている（最賃15条以下）。

　　なお、派遣労働者には派遣先の最低賃金が適用される（最賃13条・18条）。

［3］最低賃金の効力

　　労働契約で最低賃金額に達しない賃金を定めた場合、その部分については無効となり、無効となった部分は最低賃金と同様の定めをしたものとみなされる（最賃4条2項）。

　　地域別最低賃金額以上の賃金が支払われない場合には、罰則（50万円以下の罰金。最賃4条1項・40条）が適用される。他方、特定最低賃金については同法の罰則の適用はなく（ただし、地域別最低賃金額を下回る場合を除く）、賃金の全額払の原則（労基24条）の違反として労働基準法に基づく罰則（30万円以下の罰金）の対象となる。

最低賃金の減額特例

［4］最低賃金の減額特例

　　①「精神又は身体の障害により著しく労働能力の低い者」、②試用期間中の者、③認定職業訓練を受ける者、④軽易な業務に従事する者、⑤断続的労働に従事する者については、最低賃金の減額特例が適用されうる（最賃7条、最賃則3条）。使用者は、労働基準監督署長を経由して、都道府県労働局長に許可申請書を提出し、その許可を受けることによって、許可された業務に限って最低賃金の減額特例を受けることができる（最賃則4

条)。

　たとえば、①については、単に障害があるだけではなく、その障害が業務遂行に、直接的に支障を与えていることが明白であり、かつ、その支障の程度が著しい（最低賃金額以上が支払われている同一・類似業務の従事者のうち、最低位の能力を有する「比較対象労働者」の労働能率に達しない）場合に、許可の対象となる。このとき、最低賃金の減額率は、比較対象労働者と①の減額対象労働者の労働能率を比較して、減額可能な率の上限を算出した上で、その範囲において、当該減額対象労働者の職務内容、職務の成果、労働能力、経験等を勘案して定められる（最賃則5条）。

引用参考文献

1) 菅野和夫『労働法（第11版補正版）』法律学講座双書，弘文堂，2017.
2) 下井隆史『労働基準法（第5版）』有斐閣法学叢書，有斐閣，2019.
3) 安枝英訷・西村健一郎『労働法（第12版）』有斐閣双書プリマ・シリーズ，有斐閣，2014.

一般に、「賃金」について最低賃金制度が適用されますが、障害者の就労支援施設で支払われる報酬については、その低さがしばしば指摘されています。法律上どのように整理されているのでしょうか?

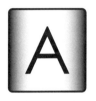

労働基準法には、労働時間や賃金をはじめとする労働条件について、遵守されなければならない最低基準が示されており、賃金の額に関する具体的な最低基準の定めは、最低賃金法に委ねられています(労基28条)。

　労働基準法において「賃金」とは、①名称を問わず、②「労働の対償」として、③「労働者」(労基9条)に支払われるもの、と規定されています(労基11条)。したがって、ある報酬が「賃金」であるというには、雇用契約に基づき、指揮命令を受けて労務を提供したことに対して支払われるものかどうかが決め手となります(なお、就労支援施設において作業に従事する障害者に対する労働基準法9条の適用〔労働者性の判断要素〕について通知※も出されています)。　※平19・5・17基発0517002号、平18・10・2障障発1002003号(最終改正平25・3・29障障発0329第7号)など。

　障害者の就労支援のうち、就労継続支援A型(雇用型)は、原則として、雇用契約を締結して就労するものです。したがって、そこで支払われるのは「賃金」であり、最低賃金法が適用されます(もっとも、「最低賃金の減額特例」の制度(最賃7条)が適用されることがある点に留意が必要です)。もちろん、賃金だけでなく、その他の労働条件についても労働関連法規の適用があります。

　他方、雇用契約を締結せずに働く就労継続支援B型(非雇用型)については、そこで得られる報酬は「工賃」であって「賃金」ではありません。それらの工賃収入が就労継続支援事業の利用料を上回る例もみられます。そこで、「工賃倍増5か年計画」(2007〔平成19〕年度〜2011〔平成23〕年度)、「工賃向上計画」(2012〔平成24〕年度〜計画期間を3ヵ年とし、3年ごとに策定)によって、工賃水準の改善が進められています。いずれにせよ、雇用障害者の自立を図る上で、賃金や工賃についてどのように考えるかは、重要な課題だといえます。

第4章 就労支援制度の概要

1. 生活保護制度における就労支援制度

A. 生活保護制度と就労支援

［1］生活保護を取り巻く環境

わが国においては、ここ十数年にわたり非正規労働者や長期失業者が増加しているとともに、高齢化の進展および世帯構造・産業構造や就業形態の変化・多様化により家族や地域社会とのつながりが希薄化し、これらを背景に生活保護の受給者が増大してきた。また、一旦生活保護を受給すると脱却が困難となり、貧困・格差が拡大・固定化している現状も見られる。

生活保護の受給状況を数字で確認すると、**図4-1-1**から推察できるように、1995（平成7）年を底として生活保護受給者が増加し、2018（平成30）年11月現在で被保護人員約210万人、被保護世帯数約164万世帯となっている。

また、世帯類型別の被保護世帯数の構成割合の内訳をみると、就労阻害要因が比較的少なく就労支援の対象の中心となると考えられる「その他の世帯」の構成割合は、2008（平成20）年の世界金融危機以来上昇し、2019（平成31）年3月時点でも15.1％の水準にある（**表4-1-1**）。

［2］就労支援の重要性

このような状況の下で、社会保障審議会「生活困窮者の生活支援の在り方に関する特別部会」が2013（平成25）年1月に取りまとめた報告書では、稼動可能な者については、保護開始直後から脱却後まで切れ目なく、どの段階でも就労等を通じて積極的に社会に参加し、自立することができるよう支援を行うことが必要であるため、稼動可能層の自立支援が、しっかり行われることが特に重要であるとされている。また、就労可能な者については、就労による保護からの早期脱却を図るため、集中的な就労支援を行うことが必要であるとされていた。

かつて、厚生労働省が、各都道府県における生活保護受給者の割合を、高齢化率、離婚率、完全失業率で回帰分析を行っているが、いずれの項目に関しても正の相関となっている。このうち完全失業率が生活保護受給者に最も大きな影響を与えていることがうかがえる（**表4-1-2**）。

いずれにしても、わが国においては、貧困の原因が失業や低賃金あるい

被保護世帯
統計上「高齢者世帯」「傷病・障害者世帯」「母子世帯」「その他の世帯」に類型化される。ここでいう「高齢者世帯」とは、男女ともに65歳以上の者のみで構成されている世帯、もしくはこれらに18歳未満の者が加わった世帯。「母子世帯」とは、現に配偶者がいない（死別、離別、生死不明および未婚などによる）65歳未満の女子と18歳未満のその子（養子を含む）のみで構成されている世帯。「傷病・障害者世帯」は、世帯主が障害者加算を受けているか、障害、知的障害などの心身上の障害のため働けない者である世帯ならびに世帯主が入院（介護老人保健施設入所を含む）しているか、在宅患者加算を受けている世帯、もしくは世帯主が傷病のため働けない者である世帯をそれぞれ意味している。そして、「その他の世帯」は、上記類型のいずれにも該当しない世帯である。

その他の世帯
その他の世帯のうち就労者のいる世帯の割合は、2017（平成29）年度で41.5％である。

図 4-1-1　被保護世帯数、被保護人員、保護率の年次推移

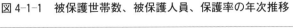
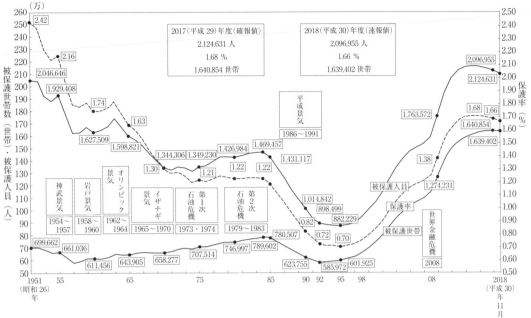

資料）被保護者調査より厚生労働省社会・援護局保護課にて作成（2011〔平成 23〕年度以前の数値は福祉行政報告例）.
出典）厚生労働省社会・援護局保護課「生活保護制度の概要について」（平成 31 年 3 月 6 日），2019 を一部改変.

表 4-1-1　世帯類型別の保護世帯数と構成割合の推移

2010（平成 22）年度

	被保護世帯総数	高齢者世帯	母子世帯	傷病・障害者世帯	その他の世帯
世帯数	1,410,049	603,540	108,794	465,540	227,407
構成割合（%）	100.0	42.8	7.7	33.0	16.1

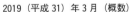

2019（平成 31）年 3 月（概数）

	被保護世帯総数	高齢者世帯	母子世帯	傷病・障害者世帯	その他の世帯
世帯数	1,628,654	893,560	83,050	406,682	245,362
構成割合（%）	100.0	54.9	5.1	25.0	15.1

注）「被保護者調査」2019 年 3 月分概数は保護停止中の世帯を含まない.
出典）厚生労働省「平成 22 年度福祉行政報告例の概況」および「被保護者調査」（平成 31 年 3
月分概数）をもとに筆者が作成.

は不安定不規則就業という経済的要因とともに、疾病、障害、老齢あるい
は離婚という世帯内の要因が複合化しながら顕在化・貧困化してきている。
このようなダイナミックかつ複合的な貧困原因の推移等を考慮すると、就
労支援などの貧困への対応策も柔軟かつ多様でなければならない。

表 4-1-2　保護率に影響を及ぼす要因

	高齢化率	離婚率	完全失業率
係数（t 値）	0.321（5.81）	5.358（6.23）	1.617（8.04）

資料）厚生労働省「被保護者全国一斉調査」，「人口動態調査」，総務省統計局「労働力調査」を
　　　もとに厚生労働省労働政策担当参事官室にて推計.
注 1）2002 年から 2009 年までの 47 都道府県の統計値をプールし，以下の式により重回帰分析
　　　を行った.
　　　（保護率）＝ a（＊高齢化率）＋ β（＊離婚率）＋ γ（＊完全失業率）
　　　なお，自由度修正済み決定係数＝ 0.451
注 2）保護率，離婚率はそれぞれ各都道府県の被保護人員数，離婚件数を各都道府県人口で除し
　　　たもの.
注 3）完全失業率は総務省統計局により参考値として公表されているもの.
注 4）「高齢化率」は各都道府県における 65 歳以上人口を各都道府県人口で除したもの.
出典）厚生労働省「平成 24 年版労働経済の分析」2012，p.152.

B. 生活保護制度の目的と現代社会における位置づけ

［1］生活保護制度の目的

　日本国憲法はその 25 条 1 項において、すべての国民が「健康で文化的
な最低限度の生活を営む権利を有する」と規定し、2 項では「国は、全て
の生活部面について、社会福祉、社会保障及び公衆衛生の向上及び増進に
努めなければならない」と定めた。つまり、国民の生存権を実現すること
と、その生存のために必要とする生活の程度および国の責務を明記してい
るのである。

　1950（昭和 25）年から実施されている現行の生活保護制度は、この憲
法 25 条に定める国民の生存権を直接的に実現する制度である。生活保護
制度の目的は、生活保護法 1 条において次のように掲げられている。す
なわち、「この法律は、日本国憲法第 25 条に規定する理念に基づき、国
が生活に困窮する全ての国民に対し、その困窮の程度に応じ、必要な保護
を行い、その最低限度の生活を保障するとともに、その自立を助長するこ
とを目的とする」と。

　このように、生活保護制度においては、「最低限度の生活の保障」と
「自立の助長」の 2 つを目的として併置することによって、所得（経済）
保障（社会保障的性格）と指導援助などの対人サービス（社会福祉的性
格）という二面性をもつことになったのである。

最低限度の生活の保障　　**（1）最低限度の生活の保障**

　自分の生活は自分の責任で営むという「生活自己責任の原則」が根底に
流れているわれわれの社会においては、生活保護制度は一般に、社会保障
制度の基底に位置し、他の制度との関係ではそれらを補足する役割を果た
すものとされている。したがって、このような位置にある生活保護制度に
よる生活保障の水準は、「最低限度の生活」であり、日本国憲法 25 条 1 項

にいう「健康で文化的な最低限度の生活」ということになる。

　つまり、最低生活とは、人間の物理的生存に必要なギリギリの最低条件を意味するのではなく、あくまでも健康で文化的な水準である。しかしこの点に関しては、時代、地域、ひいては個人によってその水準および中身は大きく異なることに留意する必要がある。

（2）自立の助長

自立の助長

　自立の助長については、導入背景について制定当時から異なる見解が述べられている。現行の生活保護法制定当時、厚生省社会局長であった木村忠二郎は、この種の制度に伴いがちな惰民養成を排除するものであると述べていた[1]。しかし、当時の保護課長であった小山進次郎は、能力に相応しい状態において社会生活に適用させることが自立助長の真意であり、惰民防止を一義的に意図したものではないと指摘していた[2]。

　小山の見解は公的扶助の歴史のなかでは先駆的ではあったが、当時の国会への生活保護法改正の説明においては、「このような制度に伴い易いいわゆる惰民養成を避けるためにも必要である」[3]と述べられていた。つまり、貧困は個人に原因があり、生活保護法の自立については、経済的自立すなわち就労による自立が過度に強調されていたのである。

　ところが、社会福祉基礎構造改革においては、これまでの「公私の扶助を受けず自分の力で社会生活に適応した生活を営むこと」から、「制度や他者からの援助を受けながらも、利用者自らが主役となって生きること」へと考え方が変更された。

　さらに、2004（平成16）年12月15日、生活保護制度の在り方に関する専門委員会の報告書において、「利用しやすく自立しやすい制度へ」という方向性の下で、生活保護制度の在り方について最低生活保障を行うだけではなく、被保護世帯が安定した生活を再建し、地域社会への参加や労働市場への「再挑戦」を可能とするための「バネ」としての働きをもたせることが重要であるという視点が明記された。その上で、自立に対する支援を、社会福祉法の基本理念にある「利用者が心身共に健やかに育成され、又はその有する能力に応じ自立した日常生活を営むことができるように支援するもの」と意味づけ、自立の助長を具体化するための仕組みとして次のように自立支援を整理した[4]。

生活保護制度の在り方に関する専門委員会
保護基準の在り方を始めとする生活保護制度全般について議論するため、社会保障審議会福祉部会の下に設置（2003〔平成15〕年7月28日の福祉部会において了承）された。

①就労自立支援：就労による経済的自立のための支援。

就労自立支援

②日常生活自立支援：被保護者の能力や抱える問題に応じ、身体や精神の健康を回復・維持し、自分で自分の健康・生活管理を行うなど日常生活において自立した生活を送るための支援。

日常生活自立支援

③社会生活自立支援：社会的なつながりを回復・維持するなど社会生活に

社会生活自立支援

おける自立の支援。

このように、就労などによって制度からの脱却を目指すための自立とともに、制度や各種サービスを利用しながらの自立へと多様化してきていることがうかがえる。

C. 生活保護制度における就労の位置づけ

［1］ 生活保護受給者に対する就労支援の根拠

（1） 保護の補足性の原理

生活保護受給者に対して就労に向けた何らかの働きかけをすることの根拠は、生活保護法４条の１項「保護は、生活に困窮する者が、その利用し得る資産、能力その他あらゆるものを、その最低限度の生活の維持のために活用することを要件として行われる」という保護の補足性の原理に基づいている。

①能力の活用と稼働能力の判断

保護の補足性においては、能力を活用することを保護の要件としている。ここでいう能力とは稼働能力を意味するが、その有無だけを問題にしているのではなく、「利用し得る」能力の活用が要件とされている。

生活保護の実施要領には「稼働能力の活用」に関して、評価方法や位置づけを次のように示している[5]。

1 稼働能力を活用しているか否かについては、a 稼働能力があるか否か、b その具体的な稼働能力を前提として、その能力を活用する意思があるか否か、c 実際に稼働能力を活用する就労の場を得ることができるか否か、により判断すること。また、判断にあたっては、必要に応じてケース診断会議や稼働能力判定会議などを開催するなど、組織的な検討を行うこと。

2 稼働能力があるか否かの評価については、年齢や医学的な面からの評価だけではなく、その者の有している資格、生活歴・職歴等を把握・分析し、それらを客観的かつ総合的に勘案して行うこと。

3 稼働能力を活用する意思があるか否かの評価については、求職状況報告書などにより本人に申告させるなど、その者の求職活動の実施状況を具体的に把握し、その者が2で評価した稼働能力を前提として真摯に求職活動を行ったかどうかを踏まえ行うこと。

4 就労の場を得ることができるか否かの評価については、2で評価した本人の稼働能力を前提として、地域における有効求人倍率や求人内容等の客観的な情報や、育児や介護の必要性などその者の就労を阻害する要因

生活保護法４条
保護は、生活に困窮する者が、その利用し得る資産、能力その他あらゆるものを、その最低限度の生活の維持のために活用することを要件として行われる。
2 民法（明治二十九年法律第八十九号）に定める扶養義務者の扶養及び他の法律に定める扶助は、すべてこの法律による保護に優先して行われるものとする。
3 前二項の規定は、急迫した事由がある場合に、必要な保護を行うことを妨げるものではない。

をふまえて行うこと。

なお、稼働能力の有無や適職の判断を行うための場として、稼働能力判定会議等を設置することが有効であるとされている。

②稼働能力判定会議

稼働能力判定会議については、実施機関の判断により設置・運営することが認められている。その構成員については、内科医、整形外科医、精神科医などの医師、社会福祉士、精神保健福祉士、キャリアカウンセラー、臨床心理士、福祉事務所嘱託医、就労支援専門員、査察指導員、ケースワーカーなどの中から実施機関が必要と認められる者によって構成される。

また、検討内容については、稼働能力の活用状況についての具体的な判定の他、対象者の稼働能力にあった就労支援プログラムの策定や就労支援プログラムにおける対象者の取組み状況および実施機関の支援内容の点検、見直しの際に活用することなどである。

(2) 受給者の義務と権利

ところで、生活保護法60条には、生活上の義務の1つとして、能力に応じて勤労に励むことが定められている。この義務は努力義務であり、違反しても直接的な制裁規定はないが、程度を超えて勤労を怠る場合は、同法27条1項の指導、指示に従わないものとして、同法62条3項の保護の変更、停止または廃止をすることができるとされる。

D. 就労支援としての生業扶助と勤労控除

[1] 生活保護制度における生業扶助

生活保護における扶助は、「生活扶助」「教育扶助」「住宅扶助」「医療扶助」「介護扶助」「生業扶助」「出産扶助」「葬祭扶助」の8種類であるが、就労支援との関係を理解する上では、「生業扶助」が最も重要といえる。

生業扶助は、要保護者の稼働能力を引き出し、それを助長することによって、その者の自立を図ることを目的としている。自立を図るという意味において、社会福祉制度的な性格を有している点で他の扶助とは異なり、「困窮のため最低限度の生活を維持することのできない者」の他に「そのおそれのある者」についても対象とする。

また、生業扶助の範囲は、①生業に必要な資金、器具または資料、②生業に必要な技能の修得、③就労のために必要なものなどであるが、生活保護基準および生活保護実施要領において、次のような具体的な基準が設定されている。

①**生業費**：もっぱら生計の維持を目的として営まれることを建前とする小

稼働能力判定会議

生活保護法60条
被保護者は、常に、能力に応じて勤労に励み、自ら、健康の保持及び増進に努め、収入、支出その他生計の状況を適切に把握するとともに支出の節約を図り、その他生活の維持及び向上に努めなければならない。

生活保護法27条1項
保護の実施機関は、被保護者に対して、生活の維持、向上その他保護の目的達成に必要な指導又は指示をすることができる。

生活保護法62条3項
3 保護の実施機関は、被保護者が前二項の規定による義務に違反したときは、保護の変更、停止又は廃止をすることができる。

69

規模の事業を営むために必要な資金、または生業を行うために必要な器具もしくは資料。

②**技能修得費**：生計の維持に役立つ生業に就くために必要な技能を修得する経費。

③**就職支度費**：就職の確定した被保護者が、就職のため直接必要とする洋服類、履物等の経費。

これら内容の生業扶助は、金銭給付によって行うものとするが、これによることができないとき、これによることが適当でないとき、その他保護の目的を達するために必要があるときは、現物給付によって行うことができるとされている。生業扶助に適用については、扶助により、その者の収入を増加させ、またはその自立を助長することのできる見込みのある場合に限られている。

技能修得
高等学校等就学費は、高等学校等に就学し卒業することが当該世帯の自立助長に効果的であると認められる場合は、原則として当該学校における正規に修学年限に限り技能修得として認定される。

[2] 生活保護制度における勤労控除 [6]

勤労控除

生活保護における基準は非稼働世帯を基礎として算定しているが、稼働収入のある世帯の場合には、勤労に伴う被服費や知識・教養の向上等のための経費が必要となることから、勤労収入のうちの一定額を控除する勤労控除という仕組みがある。これは、勤労に伴う必要経費を補填することを意味するとともに、就労意欲の助長にも寄与する。

主な勤労控除は、以下の通りである（金額はいずれも 2019〔令和元〕年 10 月）。

基礎控除

①**基礎控除**

就労に伴い必要となる被服、身の回り品、知識・教養の向上等のための経費、職場交際費などの経常的な経費を控除し、勤労意欲の助長を促進することを目的としている。

収入金額、世帯員の就労人数により控除金額が異なるが、就労人数が1名、収入金額 15,000 円であれば全額控除される。

新規就労控除

②**新規就労控除**

新規就労控除は、中学校、高等学校等を卒業した者または、入院その他のやむを得ない事情のためおおむね 3 年以上の間職業に従事することができなかった者が、新たに継続性のある職業に従事した場合の特別な経費に対応する。

当該職業によって得られる収入につき、6 ヵ月間を限度として月額 11,300 円が控除される。

未成年者控除

③**未成年者控除**

未成年者（20 歳未満の者）の需要に対応するとともに、本人および世

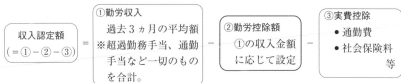

図 4-1-2　勤労控除と収入認定との関係（勤労収入の場合）

出典）厚生労働省社会・援護局保護課「生活保護制度における勤労控除等について」
　　　『第4回社会保障審議会生活保護基準部会資料』（平成23年7月12日），2011.

帯員の自立助長を図ることを目的とする。未成年者の収入から月額11,400
円を控除するが、単身者、配偶者または自己の未成熟の子のみで独立した
世帯を営んでいる場合、配偶者と自己の未成熟は子のみで独立した世帯を
営んでいる場合は、未成年者控除の対象とはならない。

　なお、その他の必要経費として、通勤費、所得税等勤労に伴う必要な実
費や、就労または求職者支援制度による求職者支援訓練の受講に伴う託児
費、国民年金の受給権を得るために必要な任意加入保険料なども、必要な
最小限度の額を認定できるとされる（**図4-1-2**）。

E. 自立支援プログラム

[1] 自立支援プログラムの意義と内容

(1) 導入の経緯・背景

　今日の被保護世帯は、傷病・障害、精神疾患等による社会的入院、DV、
虐待、多重債務、元ホームレス、相談に乗ってくれる人がいないため社会
的なきずなが希薄であるなどの多様な問題を抱えており、また保護受給期
間が長期にわたる場合も少なくない。一方、実施機関においてはこれまで
も担当職員が被保護世帯の自立支援に取り組んできたが、被保護世帯の抱
える問題の複雑化と被保護世帯数の増加により、担当職員個人の努力や経
験などに依存した取組みだけでは十分な支援が行えない状況となってい
た[7]。

　このような状況を踏まえて、経済的給付を中心とするこれまでの生活保
護制度から、実施機関が組織的に被保護世帯の自立・就労を支援する制度
に転換することを目的とした自立支援プログラムが2004（平成17）年度
に導入された。

(2) 自立支援プログラムの支援内容

　自立支援プログラムとは、実施機関が管内の被保護世帯全体の状況を把
握した上で、被保護者の状況や自立阻害要因について類型化を図り、それ
ぞれの類型ごとに取り組むべき自立支援の具体的内容および実施手順等を

求職者支援制度
雇用保険を受給できない
求職者が、職業訓練によ
るスキルアップを通じて
早期の就職を目指すため
の制度。

自立支援プログラム

71

定め、これに基づき個々の被保護者に必要な支援を組織的に実施するものである。こうして、実施機関に対し、それぞれの類型ごとに明確化された自立支援の方向性について、支援の具体的な内容、実施の手順などを定めた個別支援プログラムの整備が求められてきた。

　自立支援プログラムは、就労による経済的自立のためのプログラムのみならず、身体や精神の健康を回復・維持し、自分で自分の健康・生活管理を行うなどの日常生活において自立した生活を送ること、また、社会的なつながりを回復・維持し、地域社会の一員として充実した生活を送ることを目指すプログラムを用意する必要性が説かれた。

　同時に、自立支援プログラムの一環として、就労に向けた重点的な支援を行うことが必要であることから、ハローワークが福祉事務所と連携して、稼働能力や就労の意欲がある生活保護受給者等に対して、個々の対象者の様態、ニーズ等に応じて就職支援を行う生活保護受給者等就労支援事業を実施した（2005〔平成17〕年度）。

(3) 個別支援プログラムの例

　2005（平成17）年3月31日の「自立支援プログラム導入のための手引(案)」（厚生労働省社会・援護局保護課長）では、個別支援プログラム例として以下のような例が提示されていた。まず、就労自立支援では、①生活保護受給者等就労支援事業活用プログラム、②福祉事務所における就労支援プログラム、③若年者就労支援プログラム、④精神障害者就労支援プログラムが示されていた。また、日常生活自立支援では、①日常生活意欲向上プログラム、②高齢者健康維持・向上プログラム、③生活習慣病患者健康管理プログラム、④精神障害者退院促進支援事業活用プログラム、⑤元ホームレス等居宅生活支援プログラム、⑥多重債務者等対策プログラムが、さらに社会生活自立支援においては、社会参加活動プログラムが示されていた[8]。

[2] 自立支援プログラムの策定状況と実施内容

　自立支援プログラムは、2017（平成29）年度現在、福祉事務所設置自治体の95.3％（859自治体）で策定され、なかでも経済的自立に関するプログラムを策定している自治体が多い（**表4-1-3**）。

　また、個別プログラムの策定状況と実施状況は、**表4-1-4**の通りであり多様なプログラムが作成実施されていることがうかがえる。そのなかでも、経済的自立に関する個別支援プログラムにおいて、策定数および参加者数としては「『被保護者就労支援事業』を活用して就労支援を行うもの」が最も多くなっているが、参加者数および達成者数は「生活保護受給者等就

表 4-1-3　自立支援プログラム策定率（平成 29 年度実績）

	策定自治体数 （a）	策定プログラム数	策定率 （a/901）	参加者数 （ア）	達成者数 （イ）	達成率 （イ／ア）
①経済的自立に関するプログラム	850	1,836	94.3%	208,104	79,714	38.3%
②日常生活自立に関するプログラム	557	2,316	61.8%	137,303	103,324	75.3%
③社会生活自立に関するプログラム	346	838	38.4%	29,087	20,930	72.0%

出典）厚生労働省社会・援護局「生活保護関係全国係長会議資料」（平成 31 年 3 月 6 日），2019 より一部抜粋.

労自立促進事業」が最も多い。

　なお、参加者数および達成者数で最も多いのが日常生活自立に関する自立支援プログラムの１つである「総合的に日常生活を支援するもの」となっている。

F. ハローワーク等との連携における就労支援施策

[1] 生活保護受給者に対する就労支援の経緯

　生活保護受給者に対する就労支援の経緯をみると、2005（平成 17）年度に導入された自立支援プログラムの一環として、就労能力を有し就労意欲が高く就労阻害要因がなく、早期に適切な就労支援を行うことにより自立の可能性が見込める者（生活保護受給者、児童扶養手当受給者）を対象に、福祉事務所とハローワークが連携してチームを組み、就労支援プランの策定し、各種の就労支援メニューを実施する「生活保護受給者等就労支援事業」が実施された。支援メニューとしては、就職支援ナビゲーターによる個別相談、トライアル雇用の活用、公共訓練の斡旋などであった。これが当初の自立支援プログラムの中心であった。

　ところが、2008（平成 20）年のリーマン・ショック以降、非正規雇用者の離職による住居喪失者などの生活困窮者が増加し、いわゆる稼働年齢層の生活保護受給者が急増した。このため、2011（平成 23）年度から地方自治体とハローワークの協定書締結による連携強化や就職支援ナビの増配置など、取組みの充実を図る「福祉から就労」支援事業へと移行した。支給対象者に住宅手当受給者が追加されるとともに、支援メニューに個別求人開拓や就労後のフォローアップなどが追加された。

　さらに、生活保護受給者をはじめとする生活困窮者の増加が進む中、労働局・ハローワークと地方自治体との協定書の締結や就職支援ナビゲーターの増配置に加え、地方自治体との一体的連携による就労支援の充実を図

生活保護受給者等就労支援事業

就職支援ナビゲーター
支援対象者の求職申込みを受け、支援対象者の希望等を聴取した上で、早期就職のための計画を策定し、個々人ごとにきめ細かな就職支援を実施する。

「福祉から就労」支援事業

表 4-1-4　自立支援プログラム策定数・実施状況リスト（平成 29 年度実績）

プログラム内容	プログラム策定状況	プログラム実施状況	
	2017(平成30)年3月末	参加者数（A）	達成者数（B）
経済的自立に関する個別支援プログラム			
「生活保護受給者等就労自立促進事業」を活用して就労支援を行うもの	879	61,814	40,244
「被保護者就労支援事業」を活用して就労支援を行うもの	909	73,110	31,697
「被保護者就労準備支援事業」を活用して就労支援を行うもの	224	4,646	1,911
上記以外の事業を活用して就労支援を行うもの	85	2,303	1,053
SV・CWのみで就労支援を行うもの	292	13,529	5,274
資格取得に関して支援を行うもの	96	621	256
年金裁定や年金受給権の再確認など、年金受給に関する支援を行うもの	137	75,660	31,519
その他の経済的自立に関する自立支援プログラム	93	38,235	8,004

プログラム内容	プログラム策定状況	プログラム実施状況	
	2017(平成30)年3月末	参加者数（A）	達成者数（B）
日常生活自立に関する自立支援プログラム			
入院患者（精神障害者）の退院支援を行うもの	239	3,167	967
入院患者（精神障害者以外）の退院支援を行うもの	90	1,140	209
看護師や保健師の派遣など、傷病者の在宅療養を支援するもの	85	2,033	979
適切な障害福祉サービスの利用を支援するもの	124	1,391	353
生活習慣病の重症化予防等の健康管理支援を行うもの	83	11,198	3,087
薬局と連携した服薬管理・服薬指導を行うもの	32	158	158
居宅介護支援計画点検等の充実（適切な介護サービスの利用支援）を行うもの	50	1,126	352
在宅高齢者の日常生活を支援するもの	211	21,803	17,904
在宅障害者の日常生活を支援するもの	179	4,687	2,529
母子世帯の日常生活を支援するもの	121	1,047	368
多重債務者の債務整理等の支援を行うもの	512	4,282	1,600
金銭管理の支援を行うもの	144	3,768	3,133
「居宅生活移行支援事業」を活用して行うもの	51	731	253
「社会的な居場所づくり支援事業」を活用して行うもの	30	174	166
「居住の安定確保支援事業」を活用して行うもの	78	1,632	729
（居場所づくり事業以外で）アルコール依存、ギャンブル依存者等の日常生活を支援するもの	49	33	22
外国人・帰国者等の日常生活を支援するもの	29	996	690
総合的に日常生活を支援するもの	110	71,233	66,041
その他の日常生活自立に関する自立支援プログラム	99	6,704	3,789

プログラム内容	プログラム策定状況	プログラム実施状況	
	2017(平成30)年3月末	参加者数（A）	達成者数（B）
社会生活自立に関する自立支援プログラム			
ボランティア活動（福祉、環境等に関する地域貢献活動、公園清掃など）に参加させるもの	146	3,232	2,424
ひきこもりの者や不登校児に対して支援を行うもの	172	1,913	605
元ホームレスに対して支援を行うもの	77	1,946	1,094
「子どもに対する学習支援事業」を活用して支援を行うもの	241	11,951	7,808
（学習支援事業の活用以外で）中学生の高等学校等への進学、高校生の在学の継続など、児童・生徒等に対して支援を行うもの	125	4,699	4,214
その他の社会生活自立に関する自立支援プログラム	77	5,346	4,785

注）達成者数は、自治体が定めたそれぞれのプログラムの目標を達成した者の人数.
出典）厚生労働省社会・援護局「生活保護関係全国係長会議資料」（平成 31 年 3 月 6 日），2019.

図 4-1-3 生活保護受給者の就労支援施策について

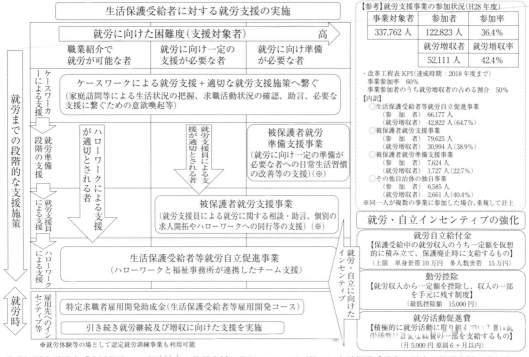

出典）厚生労働省「生活保護受給者に対する就労支援の状況について」（第1回生活保護受給者に対する就労支援のあり方に関する研究会）（平成30年3月16日），2018を一部抜粋.

るため、「福祉から就労」支援事業を発展的に解消し、2013（平成25）年度から生活保護受給者等就労自立促進事業の創設、実施し今日に至っている。

　また、生活保護法の一部を改正する法律（平成25年法律第104号。以下「改正法」という）の一部が2015（平成27）年4月1日から施行されたことにより、生活保護法55条の6の規定に基づき、被保護者の就労の支援に関する問題について、被保護者からの相談に応じ、必要な情報の提供および助言し、被保護者の自立の促進を図ることを目的とする「被保護者就労支援事業」が実施された。同時に、被保護者就労支援事業が創設されたことに併せて、就労意欲が低い者や基本的な生活習慣に課題を有する者などの支援を充実させるため、これまで実施してきた就労意欲喚起支援事業等を再編し、生活困窮者自立支援法に基づく就労準備支援事業に相当する事業として被保護者就労準備支援事業を実施した（図4-1-3）。

　つまり、図4-1-3からも理解されるように、稼働能力を有する被保護者の就労支援については、ハローワークとの連携による「生活保護受給者等就労自立促進事業」、就労支援員の支援による「被保護者就労支援事業」、

生活保護受給者等就労自立促進事業

生活保護法55条の6
保護の実施機関は、就労の支援に関する問題につき、被保護者からの相談に応じ、必要な情報の提供及び助言を行う事業（以下「被保護者就労支援事業」という）を実施するものとする（1項）。

被保護者就労支援事業

被保護者就労準備支援事業

就労意欲や基本的な生活習慣などに課題を抱える者に対する「被保護者就労準備支援事業」に整理することができる。

なお、雇用先へのインセンティブとしては、地方公共団体からハローワークに対し就労支援の要請があった生活保護受給者等を、ハローワークや民間の職業紹介所などの紹介により常用労働者として新たに雇用する事業主に対して、特定求職者雇用開発助成金（生活保護受給者等雇用開発コース）が助成される。

[2] 生活保護制度と各種資源との連携による就労支援 [9]

(1) 生活保護受給者等就労自立促進事業

①事業の概要

2013（平成25）年度から実施されている「生活保護受給者等就労自立促進事業」は、地方自治体へのハローワーク常設窓口の設置やハローワークからの巡回相談の実施など「ワンストップ型支援体制」を整備し、ハローワークと地方自治体が一体となった就労支援を目指している。そして、生活困窮者への早期支援の徹底、求職活動状況の共有化など就労支援を抜本的に強化し、生活困窮者の就労による自立促進を目的とした。

②対象者と支援の流れ

この事業の対象者は、生活保護受給者、児童扶養手当受給者、住宅確保給付金と、生活困窮者自立支援制度に基づく自立相談支援事業の支援を受けている生活困窮者などであり、福祉事務所や自立相談支援機関において候補者を選定してハローワークに支援要請をする。

その後、ハローワークと地方自治体双方の担当者で構成する就労支援チームを設置し、両者共同で対象者を選定し、個別の就労支援プランを策定する。これに基づいてハローワークの就職支援ナビゲーターによる担当者の個別支援を中心として、職業相談をはじめ、職業準備プログラム、トライアル雇用、公共職業訓練、求職者支援訓練などの能力開発など、対象者に応じた就労支援が実施される。

さらに、対象者の求職活動状況等の情報を共有し、ハローワークと地方自治体（福祉事務所）が一体となって就労支援をするとともに、就労後は職場定着に向けて、手紙や電話などによるフォローアップを実施する（図4-1-4）。

③支援体制の整備状況

本事業では、常設窓口の設置や巡回相談等の実施によるワンストップ型の支援体制を全国的に整備しており、支援対象者の多い政令市、中核市の福祉事務所を中心に、2017（平成29）年6月現在、204ヵ所が設置されて

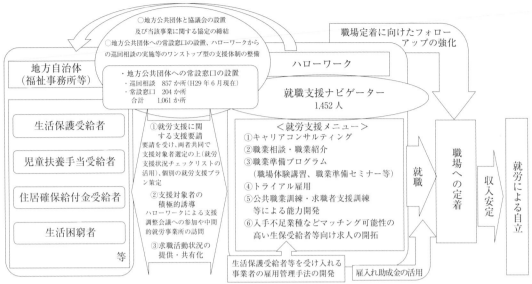

図 4-1-4 生活保護受給者等就労自立促進事業

出典）厚生労働省「生活保護受給者に対する就労支援の状況について」（第1回生活保護受給者に対する就労支援のあり方に関する研究会）（平成30年3月16日），2018を一部抜粋．

表 4-1-5 生活保護受給者等就労自立促進事業実績 （単位：万人）

	2012 年度	2013 年度	2014 年度	2015 年度	2016 年度
支援対象者数	6.4	8.9	10.9	12.1	12.3
就職件数	4.0	5.4	7.0	8.0	8.2

注）2012年度は「福祉から就労」支援事業の実績．
出典）厚生労働省「生活保護受給者の就職支援」より作成．

いたが、2018（平成30）年度中に常設窓口を 209 ヵ所設置することとしていた。

　また、ハローワークから福祉事務所などへの巡回相談による対応は、生活保護受給者等の規模や地域の実情に応じて、週1回あるいは月2回など定期的に実施し、2017年6月現在、857 ヵ所で実施されている。その結果として、支援対象者数・就職件数は年々増加している（表4-1-5）。

(2) 被保護者就労支護事業

①事業の概要

　生活保護法の一部改正に伴い、被保護者の自立の促進を図ることを目的とし、被保護者の就労の支援に関する問題について、被保護者からの相談に応じ、必要な情報提供および助言を行う事業を実施である被保護者就労支援事業が創設された（平成27年4月施行）。本事業は、これまで予算事業として実施してきた就労支援員を活用した事業について、法律に明確に

被保護者就労準備支援事業

就労支援員
就労支援員による支援の内容は、履歴書の書き方や面接の受け方支援、ハローワークへの同行支援、就労意欲喚起のためのカウンセリング、生活能力向上のための支援、就労能力向上のための職業訓練、職業紹介、離職防止支援対策などである。なお、就労支援員を配置していない保護の実施機関や「その他の世帯」の120世帯に対して1名の就労支援員が配置されていない保護実施機関は、被保護者数や地域の実情に応じて就労支援員を適切に配置することとされている。

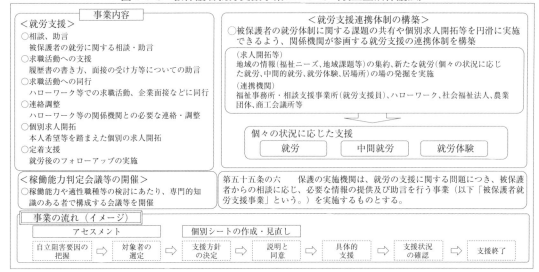

図4-1-5　被保護者就労支援事業について（改正生活保護法）

事業内容

＜就労支援＞
○相談、助言
　被保護者の就労に関する相談・助言
○求職活動への支援
　履歴書の書き方、面接の受け方等についての助言
○求職活動への同行
　ハローワーク等での求職活動、企業面接などに同行
○連絡調整
　ハローワーク等の関係機関との必要な連絡・調整
○個別求人開拓
　本人希望等を踏まえた個別の求人開拓
○定着支援
　就労後のフォローアップの実施

＜就労支援連携体制の構築＞
○被保護者の就労体制に関する課題の共有や個別求人開拓等を円滑に実施できるよう、関係機関が参画する就労支援の連携体制を構築

（求人開拓等）
地域の情報（福祉ニーズ、地域課題等）の集約、新たな就労（個々の状況に応じた就労、中間的就労、就労体験、居場所）の場の発掘を実施
（連携機関）
福祉事務所・相談支援事業所（就労支援員）、ハローワーク、社会福祉法人、農業団体、商工会議所等

個々の状況に応じた支援

| 就労 | 中間就労 | 就労体験 |

＜稼働能力判定会議等の開催＞
○稼働能力や適性職種等の検討にあたり、専門的知識のある者で構成する会議等を開催

第五十五条の六　保護の実施機関は、就労の支援に関する問題につき、被保護者からの相談に応じ、必要な情報の提供及び助言を行う事業（以下「被保護者就労支援事業」という。）を実施するものとする。

事業の流れ（イメージ）

アセスメント　　個別シートの作成・見直し

| 自立阻害要因の把握 | ⇨ | 対象者の選定 | ⇨ | 支援方針の決定 | ⇨ | 説明と同意 | ⇨ | 具体的支援 | ⇨ | 支援状況の確認 | ⇨ | 支援終了 |

出典）厚生労働省「生活保護受給者に対する就労支援の状況について」（第1回生活保護受給者に対する就労支援のあり方に関する研究会）（平成30年3月16日），2018を一部改変.

生活困窮者自立支援法
生活保護に至る前の段階にある生活困窮者を支援し、自立の促進を図る法律であり、2015（平成27）年4月に施行した。自治体は相談窓口を設け、相談者の状況に応じた支援計画を作成する。また、就労支援や家計管理の指導、生活困窮家庭の子どもの学習支援などの仕組みもある。

位置づけ、生活困窮者自立支援法に基づく自立相談支援事業の就労支援に相当する支援が一体的に行えるように制度化したものである。

②支援方法

　支援方法は、相談および履歴書・職務経歴書の作成や面接の受け方の指導などの求職活動の支援、ハローワークへの同行などである。さらに職場の状況確認などの声がけや見守りなどの定着支援も行われている（図4-1-5）。これらの支援は就労支援員が単独で行うのではなく、ハローワーク、地域の社会資源といわれるNPO法人・社会福祉法人・民間企業などと連携しながら就労支援を担うことになる。

　実施主体は、都道府県、市、福祉事務所を設置する町村（社会福祉法人、NPO法人などに委託可）であり、上述した就労支援を含め、稼働能力判定会議の開催（稼働能力や適正職種の検討、就労支援プログラムの選定等にあたり、複数の専門的な知見を有する者で構成する稼働能力判定会議等を開催）、就労支援連携体制の構築（地域における生活保護受給者の就労支援体制に関する課題の共有や関係機関の連携強化、個別求人開拓等を円滑に進めるため、ハローワークなどの行政機関、社会福祉法人等関係団体や企業が参画する就労支援の連携体制を構築）を事業内容としている。

③職員の配置

　職員の配置については、実施主体における被保護者の数やその他地域の実情に応じて就労支援員を配置するが、就労支援員は、キャリアコンサル

タントや産業カウンセラーなどの資格を有する者、ハローワークOBなど
の就労支援業務に従事した経験のある者などが望ましいとされている。

なお、本事業に係る費用の負担割合は、国が2/3、都道府県・市・福祉
事務所を設置する町村で1/3となっている。

(3) 被保護者就労準備支援事業

①事業の概要

被保護者就労支援事業が創設されたことに併せて、就労意欲が低い者や
基本的な生活習慣に課題を有する者など、就労に向けた課題をより多く抱
える被保護者に対し、一般就労に向けた準備として、これまで実施してき
た就労意欲喚起等支援事業等を再編し、生活困窮者自立支援法に基づく就
労準備支援事業に相当する事業として、2015年（平成27）年度から被保
護者就労準備支援事業が一体的に実施された。

本事業の中心は「一般事業」で、これはこれまで予算事業として実施し
てきた就労意欲喚起等支援事業や社会的な居場所づくり支援事業、日常・
社会生活および就労自立総合支援事業を再編して、生活困窮者自立支援法
に基づく就労準備支援事業と同等の支援を生活保護受給者にも提供できる
ようにしたものである。

②支援の内容と実施

特に一般事業については、生活リズムが崩れている、就労意欲の低下や
社会とのかかわりに不安を抱えているなどの複合的な課題を抱えてただち
に就職することが困難である者に対して、規則正しい生活、身だしなみに
係る指導など、適正な生活習慣の形成を促すことを目的とした「日常生活
自立に関する支援」、職場見学、ボランティアなどの活動を通じて社会的
能力の形成を促すことを目的とした「社会生活自立に関する支援」、そし
て一般就労に向けた技法や知識の習得等を促すことを目的とした「就労自
立に関する支援」を計画的かつ一貫して実施するとしている。

実施に関する担当者は、対象者に対して一般就労に従事する準備として
機能力の形成を計画的かつ一貫として支援するとともに、事業を円滑に実
施するために、被保護者就労準備支援担当者を置くこととしているが、担
当者は被保護者就労支援事業と同様に、キャリアコンサルタント、産業カ
ウンセラー等の資格を有する者や就労支援業務に従事していた者などが望
ましいとされている。

③支援の実施期間

対象者への支援は、原則として1年を超えない期間で行い、支援の結果、
就職した場合、原則として本事業の利用は修了することとなり、定着支援
は被保護者就労支援事業などで行うこととなる（図4-1-6）。

図 4-1-6　被保護者就労準備支援事業

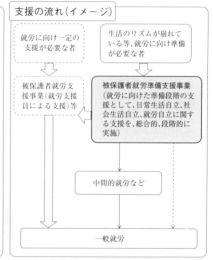

事業内容

<一般事業>
　一般就労に向けた準備段階の支援として、以下の（1）～（3）の支援を計画的かつ一貫して実施する。
（1）日常生活自立に関する支援
　　適切な生活習慣の形成を促すため、規則正しい起床・就寝、バランスのとれた食事の摂取などに関する助言・指導・適切な身だしなみに関する助言、指導等を実施。
（2）社会生活自立に関する支援
　　社会的能力の形成を促すため、挨拶の励行等、基本的なコミュニケーション能力の形成に向けた支援や地域の事務所での職場見学、ボランティア活動等を実施。
（3）就労自立に関する支援
　　就労に向けた技法や知識の習得等を促すため、実際の職場での就労体験の機会の提供やビジネスマナー講習、キャリア・コンサルティング、模擬面接、履歴書の作成指導等を実施。
<就農訓練事業>（平成28年4月より開始）
○　農業体験・研修を実施し、就農・社会参加促進を支援するとともに、訓練終了後は、本人の適性や希望などを踏まえて、就農を含めて就労を支援する。
<福祉専門職との連携支援事業>（平成29年4月より開始）
○　障害者等への就労支援により培ったアセスメント技術などのノウハウを持った福祉専門職の知識や技術を生活困窮者等への就労準備支援に活用する。

出典）厚生労働省「生活保護受給者に対する就労支援の状況について」（第1回生活保護受給者に対する就労支援のあり方に関する研究会）（平成30年3月16日）, 2018を一部抜粋.

　　なお、実施主体は、都道府県、市、福祉事務所を設置する町村（社会福祉法人、NPO法人などに委託可）であり、費用の負担割合は、国が2/3に対し、都道府県・市・福祉事務所を設置する町村が1/3となっている。

就農訓練事業

④就農訓練事業

　　また、2016（平成28）年度から新たに被保護者就労準備支援事業の一事業として、NPO法人、農業法人等民間団体との連携により、農業体験や研修を通じた就農（農業法人への就職や農産物の販売等を含む。）や社会参加の促進を支援することを内容とする生活困窮者等の「就農訓練事業」を実施することとした。

　　それは、今日、農業活動を通じて得られる心身のリハビリ効果が評価されており、生活保護受給者を含む生活困窮者が農業に従事することは、心身の回復や自己有用感・就労意欲の向上につながる効果のほか、農業分野における人材の確保にも資するものと考えられていたからに他ならない。

福祉専門職との連携支援事業

⑤福祉専門職との連携支援事業

　　さらに、2017（平成29）年4月より、障害者等への就労支援により培ったアセスメントなどのノウハウをもった福祉専門職の知識や施術を生活困窮者等への就労準備支援に活用する「福祉専門職との連携支援事業」が創設された。

(4) 生活保護制度における切れ目のない就労・自立支援とインセンティブの強化 10)

　保護開始直後から脱却後まで、稼働可能な者については、切れ目なく、また、どの段階でも、就労等を通じて積極的に社会に参加し、自立することができるように、以下のような施策を組み合わせながら支援を実施することとしている。

①自立活動確認書に基づく集中的な就労支援（2013〔平成25〕年5月から実施）

自立活動確認書

　「就労可能な被保護者の就労・自立支援の基本方針について」（平成25年5月16日厚生労働省社会・援護局長通知）に基づき、就労可能と判断する被保護者であって、保護受給開始後一定期間内に就労自立が見込まれる者を対象に、本人の同意を得て、求職活動の具体的な目標、内容を決定し、本人との共通認識のもとで福祉事務所が就労活動を的確に支援するため作成する。

　なお、就労による自立を促すにあたり、本人の納得を得ず就労を求めることは、就労先への定着につながらないなど、自立の促進にとって悪影響を乗じかねず、本人の意思を尊重した就労支援の実施は重要である。

②就労活動促進費の創設（2015〔平成27〕年8月から実施）

就労活動促進費

　保護の実施機関が、早期に就労による保護脱却が可能と判断する被保護者であって、就労による自立に向けて自ら積極的に就労活動に取組んでいると認める者を対象として、就労活動に必要な経費の一部を賄うことで、就労活動のインセンティブとし、早期の保護脱却を目指す。

　支給金額は月5,000円（支給対象期間：原則6ヵ月以内、延長3ヵ月、再延長3ヵ月最長1年）であり、支給要件は被保護者が福祉事務所と事前確認した活動期間内に保護脱却できるよう、ハローワークにおける求職活動などを月6回以上行っているなど計画的な就労活動に積極的に取組んでいることなどが受給要件となる。

　なお、就労活動促進費は、早期脱却に向けた集中的な就労支援と合わせて実施される。

③就労自立給付金について（2014〔平成26〕年7月から実施、2018〔平成30〕年10月改正）

就労自立給付金

　生活保護から脱却すると、税・社会保険料等の負担が生じるため、こうした点を踏まえた上で、生活保護を脱却するためのインセンティブを強化するとともに、脱却直後の不安定な生活を支え、再度保護に至ることを防止することが重要である。このため、保護受給中の就労収入のうち、収入認定された金額の範囲内で別途一定額を仮想的に積み立て、安定就労の機会を得たことなどにより保護廃止に至ったときに支給する制度（就労自立

給付金）を創設した。

　具体的には、申請に基づき、保護廃止月から起算して前6ヵ月間の収入充当額（就労収入から勤労控除・必要経費等を控除した額）に10％を乗じた額を最低給付額（単身世帯2万円、多人数世帯3万円）に上乗せし、世帯を単位として、一括して支給する（上限額：単身世帯10万円、多人数世帯15万円）。また、支給要件としては安定した就労の機会を得たことなどにより、保護を必要としなくなった者が対象となる。

（5）生活困窮者自立支援制度と生活保護制度との連携

　2015（平成27）年4月から実施されている生活困窮者自立支援制度における就労支援は、①「自立相談支援事業」の支援員による就労支援、②就労に向けた準備が必要な者には、一般就労に向けた日常生活自立・社会生活自立・就労自立のための訓練を実施する「就労準備支援事業」、③柔軟な働き方を必要とする者で、直ちに一般就労が困難な者に対する支援つきの就労の場の育成（社会福祉法人等の自主事業について都道府県等が認定する制度）をする「認定就労訓練事業（中間的就労）」がそれぞれ実施される。また、就労に向けた準備が一定程度整っている者に対しては、生活困窮者自立支援法に直接的な規定はないが、一般就労に向けた自治体とハローワークによる一体的な支援を行う「生活保護受給者等就労自立促進事業」が連携して適用される（図4-1-7）。

　なお、2018（平成30）年10月から就労準備支援事業と家計改善支援事業について、自立相談支援事業と併せて一体的実施を促進するため、任意事業とされていた就労準備支援事業と家計改善支援事業について、その実施を努力義務とするなどの改正があった。

　さらに、今次改正によって生活困窮者の相談窓口において、要保護となるおそれが高い者を把握した時は、生活保護制度に関する情報提供、助言等の措置を講ずることとするとともに、被保護者が生活保護から脱却する際、生活困窮者に該当する場合は、保護の実施機関は、生活困窮者自立支援制度についての情報提供、助言等の措置を講ずる努力義務を設けた。そして、制度間の連携を強化する観点から、福祉事務所設置自治体の生活保護制度の担当部局を含む福祉、就労、教育、税務、住宅その他の関係部局において、生活困窮者を把握したときは、生活困窮者本人に対して生活困窮者自立支援制度の利用の勧奨を行う努力義務を設けた。

図 4-1-7　生活困窮者自立支援制度の各事業の概要

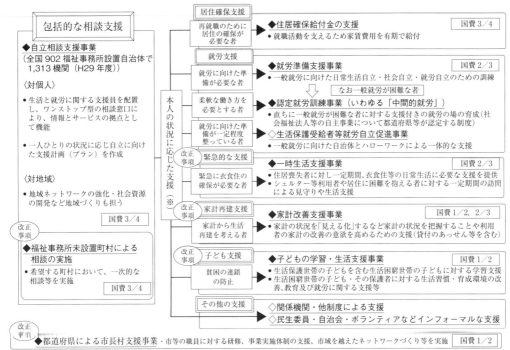

出典）厚生労働省社会・援護局地域福祉課　生活困窮者自立支援室「生活困窮者自立支援制度の動向」, 2018.

G. 生活保護授産施設による就労支援

[1] 生活保護授産施設の目的

　生活保護法に定める保護施設は５種類あり、授産施設はそのうちの１つ
に位置づけられる。生活保護法 38 条５項に規定される授産施設は、「身体
上若しくは精神上の理由又は世帯の事情により就業能力の限られている要
保護者に対して、就労又は技能の修得のために必要な機会及び便宜を与え
て、その自立を助長することを目的とする施設とする」と定義づけされて
いる。

保護施設
生活保護法 38 条には、
保護施設として救護施
設、更生施設、医療保護
施設、授産施設、宿所提
供施設が規定されてい
る。

[2] 支援内容と現状

　2017 年（平成 29）10 月現在の施設数は、15 ヵ所、定員 490 人（在所者
数 343 人）である（平成 29 年厚生労働省「社会福祉施設等調査の概況」）。
この他の授産事業としては、育児や病人の介護、その他家庭の事情により、
毎日一定の施設へ通って作業を行うことが困難な者のために、簡易な作業
で家庭においてできるような家庭授産もある。
　生活保護授産施設では、生活保護における扶助の１つである生業扶助の

現物給付が行われる。

H. 生活保護受給者の就労・自立支援の方向性

［1］ 生活困窮者の状態に応じた就労支援

　これまで記してきたように、稼働能力を有する生活保護受給者および生活困窮者については、生活保護制度における各制度の適用および福祉事務所とハローワークによるチーム支援（生活保護受給者等就労自立促進事業）、被保護者就労支援事業、被保護者就労準備支援事業など、さまざまな施策を活用していることが理解できた。生活保護受給者等に対する就労支援の状況については、**表 4-1-6** の通りである。

表 4-1-6　生活保護受給者等に対する就労支援の状況（平成 29 年度実績）

	事業概要	事業参加者数	就労・増収者数
①生活保護受給者等就労促進事業	福祉事務所とハローワーク等の間で協定を締結し、就職支援ナビゲーターによる支援を中心に各種就労支援を実施する。	61,814 人	40,244 人
②被保護者就労支援事業	福祉事務所に配置された就労支援員が、ハローワークへの同行訪問、履歴書の書き方指導などによる就労支援を実施する。	79,600 人	28,807 人
③被保護者就労準備支援事業	一般就労に向けた準備として、就労意欲の喚起や日常生活習慣の改善を、計画的かつ一貫として実施する。	7,541 人	1,563 人
④その他①～③以外で就労に関する取組をおこなっているもの	上記の他、各自治体独自の就労支援を行う。	5,636 人	2,165 人
合　計		154,591 人	72,779 人

注）※1 ①および「事業参加者数」、「就労・増収者数」は職業安定局調べ。②③④は社会・援護局調べ（就労支援等の状況調査平成 29 年度実績）
　　※2 合計は、①②③④の合計であるが重複して支援を受けている者がいる。
出典）厚生労働省社会・援護局「生活保護関係全国係長会議資料」（平成 31 年 3 月 6 日）, 2019 より一部抜粋.

［2］ 就労支援における KPI の設定

　2015（平成 27）年度から各地方自治体において、これら支援事業の対象者数および参加者数、就労・増収者数などを指標として盛り込んだ就労支援促進計画を策定し、効果検証と見直しを行うことになっている。

　また、政府においても、「経済・財政再生計画改革工程表 2018 改定版」

（平成30年12月20日経済財政諮問会議）において、2021（令和3）年度までを目標に、生活保護受給者の就労支援に関して、改革の進捗管理や測定に必要となる指標（KPI）を以下のように示し、見える化を図ろうとしている。

①就労支援事業等の参加率を2021（令和3）年度までに65％とする。

②就労支援事業等に参加した者のうち、就労した者および就労による収入が増加した者の割合を2021年度までに50％とする。

③「その他の世帯」の就労率（就労者のいる世帯の割合）を2021年度までに45％とする。

この目標を達成するために、地方自治体に設置するハローワークの常設窓口を増設するとともに、常設窓口に配置する就職支援ナビゲーターを増員し支援体制を充実することとしている。

引用参考文献

1) 木村忠二郎『改正生活保護法の解説』時事通信社，1950，p.49.
2) 小山進次郎『生活保護法の解釈と運用』全国社会福祉協議会，1951，p.92.
3) 「第7国会生活保護法案提案説明資料・生活保護法案逐条説明」pp.3-4.
4) 社会保障審議会福祉部会「生活保護制度の在り方に関する専門委員会の報告書」（平成16年12月15日），2004.
5) 『生活保護手帳（2018年度版）』中央法規出版，2018，pp.251-252.
6) 全国社会福祉協議会『生活と福祉』758号，2019，p.7.
7) 厚生労働省社会・援護局「平成17年度における自立支援プログラムの基本方針について」（平成17年3月31日），2005.
8) 厚生労働省社会・援護局「自立支援プログラム導入のための手引（案）」（平成17年3月31日），2005.
9) 厚生労働省社会・援護局『社会・援護局関係主管課長会議資料』（平成31年3月5日），2019，pp.40-49，pp.99-110.
10) 厚生労働省社会・援護局「生活困窮者自立支援制度及び被保護者就労支援事業の創設について」（平成26年8月21日），2014.

コラム　多様な働き方と就労支援

　生活保護受給者に対する就労支援はさまざまあるが、働くことの意義を踏まえた就労支援を行うことが重要である。そもそも生活保護の受給要件として、稼働能力の活用があるために、働くことが被保護者の義務として求められる場合があるが、2010（平成22）年7月の「生活保護受給者の社会的な居場所づくりと新しい公共に関する研究会報告書」では、働くことの意味と多様な働き方の考え方を次のように述べていた。

　「働くこと」の意味としては、「一般的に、私たちは、『働くこと』（労働）を通して、社会に必要なモノ・サービスを作り出し、それらを消費（購入）することによって個人の生命や生活、そして文化、社会を支えている。また、『働くこと』（労働）を通して、人と人、人と社会のつながりを持つとともに、さらに、『働くこと』（労働）を通して、自己実現（やりがい、達成感、創造）を図っている」と示されている。

　また、「多様な働き方」は、「労働市場を経由し労働に参加するという有給労働（ペイドワーク）と、労働市場を経由せずに労働に参加するという無給労働（アンペイドワーク）など、多様な働き方がある」として、生活保護受給者の状況によっては、ペイドワークに就くことだけを目標とするのではなく、ボランティアなどを通じた社会参加などのアンペイドワークにも大きな意義があることが盛り込まれていた。すなわち、働くことが単に収入を得るだけではなく、人や社会とのつながりを作り、生きていく上で大切な意味をもつ営みであることを踏まえた就労支援が求められているのである。

2. 障害者福祉制度における就労支援

A. 障害者自立支援法以前の障害者福祉制度における福祉的就労支援

［1］ 福祉的就労

　一般に「就労」と言えば、事業主に雇用されて働くことを意味するが、障害のある人の場合、通常の企業就労が困難な人も少なくない。そのため福祉施設などにおいてさまざまな働く場所が準備されている。

　福祉的就労とは、障害のある人が「授産施設」や「小規模作業所」などの福祉施設において仕事に従事している状態を指す。福祉施設と障害のある人との間には雇用関係はなく、仕事に対する報酬は「作業工賃」として支払われる。労働法の適用が除外されるため、障害者自立支援法施行以前の福祉的就労における作業工賃は、授産施設で月1万円前後、小規模作業所で月5,000円前後というのが平均的であった。

　授産施設や小規模作業所のなかには、積極的に就労支援に取り組んでいるところもあったが、全体として利用者が一般就労へ移行する割合は1～2%程度にとどまっていた。したがって、福祉的就労とは、一般就労が困難な人のための継続的な就労の場という色彩が濃い状況であった。

［2］ 福祉的就労の場 [1]

（1）授産施設

　授産施設は、一般雇用されることが困難な障害のある人等を対象に、必要な訓練と働く場の提供を通じて自活することを目的とした施設である。第2次世界大戦後の傷痍軍人の援護のため、1947（昭和22）年に全国9都道府県に12ヵ所の収容授産施設が初めて設けられたことにはじまり、1949（昭和24）年の身体障害者福祉法の施行に伴う身体障害者更生援護施設の一種として収容授産施設が設置された。知的障害者については1964（昭和39）年に収容授産施設、精神障害者については1989（平成元）年に通所授産施設が設置された。

　授産施設における日中活動の大半は、縫製や紙加工、印刷など何らかの生産活動に費やされた。利用者には生産活動の対価として工賃が支払われるが、労働関係法の適用は受けない。また、経済不況の影響を受け、授産施設を通過して就労できる事例は減少し、長期に渡る生活の場となってい

たため、授産施設の在籍者から「雇用就労」に向かう人は1％程度にも満たなかった。このような現状に対処するために、1977（昭和52）年に全国授産施設協議会が結成された。また、「授産」は恩恵的な印象を与えるとの考え方から全国授産施設協議会は1995（平成7）年に「社会就労センター（Support Employment, Living and Participation: SELP）」という名称を提案し、「全国社会就労センター協議会（セルプ協）」と改称した[2]。さらに、一般雇用の困難な人びとの継続的な福祉就労施設として「所得保障」「住宅対策」「支援体制」を重点目標に掲げ、授産施設の改革が提唱された。

（2）小規模作業所

支援を求める障害者に対して授産施設や更生施設などの適切な施設数が不足しているという量的な問題と、障害の重度化・多様化に対応した細やかな社会資源がないという質的な課題から、1970年代より社会福祉に関連する法律の定めにない任意の事業として創設されるようになった事業である。そのため、無認可作業所、共同作業所、地域作業所等とも呼ばれた。小規模作業所は授産施設等と比較して予算的な裏づけが乏しいため、施設格差が大きく、内容も授産施設と同様に、簡易作業やリサイクル、清掃などの生産活動やレクリエーション活動等の日中活動、あるいはそれらを混合した形態など多様であった。

小規模作業所は、知的障害者・身体障害者を対象としてスタートしたが、1980年代には精神障害者、1990年代には脳血管障害やアルコール依存症、薬物依存症など新たな障害群へのサービス提供をする重要な社会資源で、とりわけ中途障害者の就業問題とは密接な関連があった。社会福祉基礎構造改革や社会福祉事業法の改正を受けて法的に認められた社会福祉事業を目指し、2000（平成12）年12月には厚生省（現厚生労働省）による「障害者に係る小規模通所授産施設を経営する社会福祉法人に関する資産要件等について」とする通達によって社会福祉法人化への道筋が明確にされ、事業の安定化が図られた。

［3］ 一般雇用と福祉的就労との間の就労の場「福祉工場」

一般雇用と福祉的就労との間にあるものが「福祉工場」である。福祉工場制度は、一定時間の拘束と賃金を得ていながら労働基準法の適用が除外されている授産施設の限界を改めるものとして1970（昭和45）年の「身体障害者福祉審議会答申」に初めて登場した概念で、端的に言えば、企業就労が困難な障害者の雇用企業を社会福祉法人が経営するものである。障害者自立支援法が成立するまで、福祉工場は法的には授産施設の1タイプ

と位置づけられ、身体障害者福祉工場（1972〔昭和47〕年開始）、知的障害者福祉工場（1988〔昭和63〕年開始）、精神障害者福祉工場（1995〔平成7〕年開始）と障害種別に設置されていた。

　福祉工場は、授産施設よりも企業的な色彩が強く、利用者には一定の生産性が要求され、また、授産施設とは異なり、事業主と障害のある人には雇用契約が結ばれるため労働法の適用を受け、賃金には最低賃金法が適用された。

B. 障害者自立支援法以降の就労支援施策

［1］就労支援施策の転換

　2006（平成18）年4月、障害者自立支援法施行により就労支援が抜本的に強化され、従来の福祉的就労について大きな転換が求められた。障害者自立支援法に位置づけられた就労支援事業には、「就労移行支援事業」「就労継続支援A型事業（雇用契約を結ぶ従来の福祉工場タイプ）」「就労継続支援B型事業（雇用契約を結ばない、従来の授産施設タイプ）」、市町村が実施する地域生活支援事業の中にある「地域活動支援センター事業」がある。障害者自立支援法で法定化されなかった小規模作業所の多くはこの「地域活動支援センター」に移行した（図4-2-1）。

図 4-2-1　障害者就労支援と各事業の関係[3]

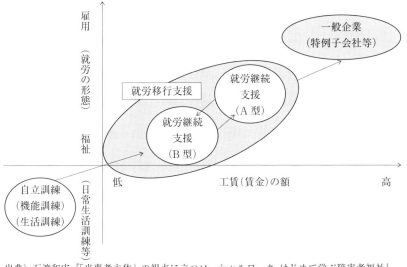

出典）石渡和実『「当事者主体」の視点に立つソーシャルワーク はじめて学ぶ障害者福祉』みらい，2007，p.126.

　さらに、2013（平成25）年4月、障害者総合支援法の施行後、障害福

第4章 ● 就労支援制度の概要

2・障害者福祉制度における就労支援

祉サービスから一般企業への就職は 2003（平成 15）年度では年間 1.3％であったのに対し、2017（平成 29）年度では 4.3％に増加し、就労移行支援事業からの一般企業への就職は 27.0％と毎年増加の一途をたどっている。このように在職障害者の就労定着に向けた支援の必要性が高まり、2018 年改正障害者総合支援法により「就労定着支援事業」が開始されるなど、一般就労後の就労定着に係る支援ニーズがますます高まっている。

［2］ 障害者総合福祉法における就労支援事業 4)

（1） 就労移行支援事業

就労移行支援事業

就労移行支援事業は、一般就労を希望し、知識・能力の向上、実習、職場探し等を通じ、就労を希望する障害者を対象に、一般就労等への移行に向けて、①事業所内での作業等を通じた就労に必要な訓練、②適性に合った職場探し、③就労後の定着のための支援を行い、通所によるサービスを原則としつつ、個別支援計画の進捗状況に応じ、職場実習等によるサービスを組み合わせた支援を実施する。

対象者については、就労が見込まれる 65 歳未満の障害者のうち、企業等への就労を希望する者、技術を習得し、在宅等で就労を希望する者である。ただし、休職者については、所定の要件を満たす場合に利用可能であり、復職した場合に一般就労への移行者となる。また、65 歳に達する前 5 年間障害福祉サービスの支給決定を受けていた者で、65 歳に達する前日において就労移行支援の支給決定を受けていた者は引き続き利用可能である。

職員配置は、サービス管理責任者、職業指導員、生活支援員、就労支援員が規定されている。標準利用期間は 2 年以内で設定される。ただし、市町村審査会の個別審査を経て、必要性が認められた場合に限り、最大 1 年間の更新が可能である。

サービス管理責任者
サービスの質の向上を図る観点から、サービス事業所ごとにサービス管理責任者の配置が義務づけられている。サービス管理責任者はサービス利用者のアセスメントや個別支援計画の作成、定期的な評価などの一連のサービス提供プロセス全般に関する責任や、他のサービス提供職員に対する指導の役割を担う。

（2） 就労継続支援事業 5)

就労継続支援事業

授産施設や福祉工場の多くは、障害者自立支援法施行以降、就労継続支援事業に変更された。この就労継続支援事業は A 型と B 型に分類され、A 型は原則的に雇用契約に基づき支援が行われるのに対し、B 型は雇用契約を結ぶ必要がない。具体的には A 型では雇用契約を結ぶことから、最低賃金の保証などが求められることになる。

最低賃金
最低賃金法により労働者に支払うことが義務づけられている賃金の最低額。原則として、雇用形態に関係なく、すべての労働者に適用される。労働能力が著しく低い者や試用期間の者、労働時間が特に短かったり断続的労働に従事する者などについては、使用者が都道府県労働局長の許可を受けることを条件に最低賃金の減額特例が認められる。最低賃金は地域別と産業別に定められている。

①就労継続支援 A 型事業

一般企業に雇用されることが困難な障害者を対象に、就労機会等の提供を通じて生産活動その他の活動に係る知識および能力の向上を図ることを

目的に必要な訓練、支援を提供することを目的としている。

　対象者は、生産活動等を通じて就労に必要な知識および能力の向上を図る就労継続支援を提供する事業所との雇用契約に基づく就労が可能な65歳未満の障害者のうち、①就労移行支援事業を利用したが、企業等での一般雇用に結びつかなかった者、②特別支援学校等を卒業して就職活動を行ったが、企業等での一般雇用に結びつかなかった者、③企業等での就労経験はあるが現在は雇用関係にない者である。

　職員配置は、サービス管理責任者、職業指導員、生活支援員が規定されている。利用期間は制限せず、利用者の状態に応じて一般就労への移行を支援することになっている。65歳に達する前5年間障害福祉サービスの支給決定を受けていた者で、65歳に達する前日において就労継続支援A型の支給決定を受けていた者は引き続き利用することが可能である。

　就労継続支援A型の利用は「雇用契約」が前提となるため、労働法規が適用され、賃金についても当該地域における最低賃金が保証される。

②就労継続支援B型事業

　対象者は、生産活動等を通じて就労に必要な知識および能力の向上や維持が期待される障害者のうち、①就労移行支援事業を利用したが企業等での一般雇用および就労継続支援A型に結びつかなかった者、②企業等や就労継続支援事業（A型）での就労経験がある者であって、年齢や体力の面で雇用されることが困難となった者、③50歳に達している者または障害基礎年金1級受給者、④①および②に該当しない者であって、就労移行支援事業者による就労アセスメント（図4-2-2）により、就労面に係る課題等の把握が行われている者である。

　就労継続支援B型事業は、通所により、就労や生産活動の機会（雇用契約は結ばない）を提供するとともに、一般雇用に必要な知識、能力が高まった者は、一般雇用等への移行に向けて支援を行う。平均工賃が工賃控除程度の水準（月額3,000円程度）を上回ることが事業者指定の要件とされており、事業者は、平均工賃の目標水準を設定し、実績と併せて都道府県知事へ報告、公表することが求められている。

　職員配置は、サービス管理責任者、職業指導員、生活支援員が規定されている。利用期間の制限はない。

　就労継続支援B型の利用は、雇用契約を結ばないため、労働関係法規上の最低賃金は保障されず、働いた成果は雇用関係にないため給与ではなく、業績に応じた「工賃」として支払われる。

（3）就労定着支援事業

　就労移行支援等を利用し、一般就労に移行する障害者が増加している中

就労移行支援事業者による就労アセスメント
2015（平成27）年4月より、障害福祉サービスの利用者全員についてサービス等利用計画を作成するとともに就労継続支援B型事業所（以下、B型事業所）の利用者については、就労面のアセスメントを就労移行支援事業所等が行うことが必須となった。

就労定着支援事業
就労移行支援等を利用し、一般就労に移行する障害者が増加している中で、今後、在職障害者の就労に伴う生活上の支援ニーズがより一層多様化かつ増大するものと考えられた結果、就労に伴う生活面の課題に対応できるよう、事業所・家族との連絡調整等の支援を一定期間にわたり行うサービスである。

図 4-2-2　各支援機関の連携による就労支援のイメージ[6]

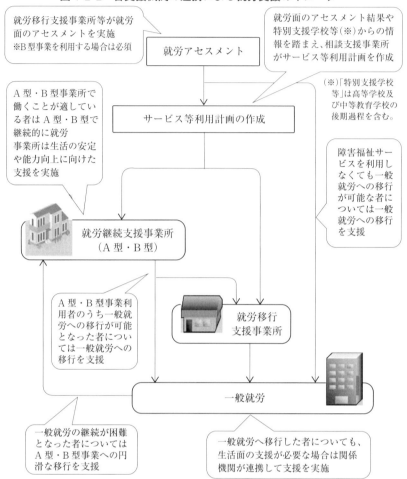

就労移行支援事業所等が就労面のアセスメントを実施
※B型事業を利用する場合は必須

就労面のアセスメント結果や特別支援学校等（※）からの情報を踏まえ、相談支援事業所がサービス等利用計画を作成

就労アセスメント

（※）「特別支援学校等」は高等学校及び中等教育学校の後期過程を含む。

A型・B型事業所で働くことが適している者はA型・B型で継続的に就労
事業所は生活の安定や能力向上に向けた支援を実施

サービス等利用計画の作成

障害福祉サービスを利用しなくても一般就労への移行が可能な者については一般就労への移行を支援

就労継続支援事業所
（A型・B型）

A型・B型事業利用者のうち一般就労への移行が可能となった者については一般就労への移行を支援

就労移行支援事業所

一般就労

一般就労の継続が困難となった者についてはA型・B型事業への円滑な移行を支援

一般就労へ移行した者についても、生活面の支援が必要な場合は関係機関が連携して支援を実施

出典）厚生労働省『各支援機関の連携による障害者支援マニュアル—障害者の「働く」を支える体制づくり』p.3.

　で、今後、在職障害者の就労に伴う生活上の支援ニーズがより一層多様化かつ増大するものと考えられた結果、就労に伴う生活面の課題に対応できるよう、事業所・家族との連絡調整等の支援を一定期間にわたり行うサービスである。

　就労移行支援、就労継続支援（A・B型）、生活介護、自立訓練（機能訓練・生活訓練）の利用を経て一般就労へ移行した障害者で、就労に伴う環境変化により生活面・就業面の課題が生じている者であって、一般就労後6ヵ月を経過した者を対象に、①利用者との相談を通じて日常生活面および社会生活面の課題を把握するとともに、企業や関係機関等との連絡調整やそれに伴う課題解決に向けて必要となる支援を実施、②利用者の自宅・企業等を訪問することによる月1回以上の利用者との対面支援、③月

1回以上は企業訪問を行うよう努めることが規定されている。

　職員配置は、サービス管理責任者と就労定着支援員が規定されている。利用期間は3年間（一般就労後6ヵ月〜3年6ヵ月の間）であり、経過後は必要に応じて、障害者就業・生活支援センター等へ引き継ぐ。就労定着支援については、これまでも障害者就業・生活支援センターや地域障害者職業センターのジョブコーチ等と連携して行われているが、生活面での支援を行う上では、各地域に設置されている就労支援センター等との連携も欠かせない。

（4）地域活動支援センター

　障害者自立支援法でも法定化されなかった共同作業所は、新法体系の事業を選択する方法と、法外施設としての柔軟性をもったまま共同作業所として展開していく方法があった。実際には障害者自立支援法の施行後は、共同作業所の財政基盤であった自治体からの補助金制度が多くの自治体で廃止され、地域活動支援センターへの事業費補助に移行した[5]。

　地域活動支援センターは、市町村が実施する地域生活支援事業の必須事業として障害者総合支援法に規定された事業で、障害者等を通わせ、創作的活動または生産活動の機会の提供、社会との交流の促進等のサービスを行う施設である。交付税財源で実施される基礎的事業と、地域活動支援センターの機能充実（職員の加配等）を目的とした機能強化事業がある。

①基礎的事業
　創作的活動・生産活動・社会との交流の促進等の事業
②機能強化事業
・地域活動支援センターⅠ型
　専門職員を配置し、相談支援事業を実施。地域住民ボランティア育成、フリースペースの提供、障害理解啓発事業を実施。
・地域活動支援センターⅡ型
　地域において雇用・就労が困難な在宅障害者を対象に機能訓練・社会適応訓練・入浴等のサービスを実施。
・地域活動支援センターⅢ型
　作業所型（無認可作業所が移行）。生産活動や創作活動の場を提供し、地域との交流や活動を支援する事業。

地域活動支援センター
市町村が実施する地域生活支援事業の必須事業として障害者総合支援法に規定された事業で、障害者等を通わせ、創作的活動または生産活動の機会の提供、社会との交流の促進等のサービスを行う施設である。交付税財源で実施される基礎的事業と、地域活動支援センターの機能充実（職員の加配等）を目的とした機能強化事業がある。

C. その他の就労支援施策

[1] 工賃向上計画支援事業

　一般雇用が困難である者に対し、福祉的就労の底上げにより、就労継続支援B型事業所等での工賃水準の向上を図るなどの総合的な支援が推進され、工賃倍増5か年計画（2007〔平成19〕年度〜2011〔平成23〕年度）、そして平成24〜26年度、平成27〜29年度、平成30〜32年度の3期にわたり、継続して「工賃向上計画支援事業」が実施されている。

　具体的には、全ての都道府県や事業所において工賃向上計画を作成し、事業所責任者の意識向上や積極的な取組みを促しており、経営力育成・許可や専門家による技術指導、経営指導による技術の向上が図られている。また、都道府県の計画では官公需による発注促進についても目標値を掲げて取り組むことが推奨されている（**表4-2-1**）。

表4-2-1　平成30年度平均工賃（賃金）

施設種別	平均工賃（賃金）		施設数（箇所）	平成29年度（参考）	
	月額	時間額		月額	時間額
就労継続支援B型事業所（対前年度比）	16,118円（103.3%）	214円（104.5%）	11,750	15,603円	205円
就労継続支援A型事業所（対前年度比）	76,887円（103.8%）	846円（103.4%）	3,554	74,085円	818円

出典）厚生労働省ウェブサイト「障害者の就労支援対策の状況」[7]

[2] 障害者優先調達推進法

障害者優先調達推進法
障害者就労施設で就労する障害者や在宅で就業する障害者の経済面の自立を進めるため、国や地方公共団体、独立行政法人などが部品やサービスを調達する際、障害者就労支援施設等から優先的・積極的に購入することを推進するよう、2013（平成25）年4月に障害者優先調達法（国等による障害者就労施設等からの物品等の調達の推進等に関する法律）が施行された。

　障害者就労施設で就労する障害者や在宅で就業する障害者の経済面の自立を進めるため、国や地方公共団体、独立行政法人などが部品やサービスを調達する際、障害者就労支援施設等から優先的・積極的に購入することを推進するよう、2013（平成25）年4月に障害者優先調達法（国等による障害者就労施設等からの物品等の調達の推進等に関する法律）が施行された。

　国・独立行政法人には障害者就労施設等から物品等を優先的に調達するよう努める責務があり、地方公共団体等には、受注機会の増大を図るための措置を講ずるよう努める責務がある。障害者就労施設等に対して、物品等の購入者等への情報提供や物品の質の向上、供給の円滑化に努めることを規定した。あわせて障害者就労施設等には市場ニーズにあった製品開発等の努力も求められている。

[3] 発達障害者支援センターによる支援 [8]

2005（平成17）年4月1日に施行された発達障害者支援法に位置づけられている発達障害者支援センターには、就労支援担当職員が配置されており、就労を希望する発達障害児者に対し、就労に関する相談に応じるとともに、公共職業安定所（ハローワーク）や、地域障害者職業センター、障害者就業・生活支援センターなどの労働関係機関と連携した支援が実施されている。また、必要に応じて就労支援担当職員が学校や就労先を訪問し、障害特性や職業適性に関する助言を行うほか、作業工程や環境の調整など発達障害者の特性に応じた適切な就労機会の確保や、職場定着のための専門的支援が行われている。

引用参考文献

1) 丸山一郎編『障害者福祉論』社会福祉選書3，第3版，建帛社，2004.
2) 石渡和実『Q＆A 障害者問題の基礎知識』明石書店，1997.
3) 石渡和実編『「当事者主体」の視点に立つソーシャルワーク はじめて学ぶ障害者福祉』みらい，2007.
4) 厚生労働省「障害福祉サービスについて」
  https://www.mhlw.go.jp/stf/seisakunitsuite/bunya/hukushi_kaigo/shougaishahukushi/service/naiyou.html（2019年8月15日取得）
5) 小澤温編『よくわかる障害者福祉』第6版，ミネルヴァ書房，2016.
6) 厚生労働省「各支援機関の連携による障害者支援マニュアル—障害者の「働く」を支える体制づくり」
  https://www.pref.yamanashi.jp/shogai-fks/documents/shurou_manual.pdf
7) 厚生労働省「障害者の就労支援対策の状況」
  https://www.mhlw.go.jp/stf/seisakunitsuite/bunya/hukushi_kaigo/shougaishahukushi/service/shurou.html（2019年12月26日取得）
8) 発達障害情報・支援センター
  http://www.rehab.go.jp/ddis/（2019年8月15日取得）

ジェネリックポイント

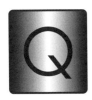

就労継続支援B型事業の利用を希望する方が、就労移行支援事業者による就労アセスメントを通じて就労移行支援事業所の利用が適切だと判断された場合には、それに従わなければならないのでしょうか。

2015（平成27）年4月より、就労継続支援B型事業所の利用者については、就労面のアセスメントを就労移行支援事業所等が行うことが必須となりました。本アセスメントの結果は、一時的な評価として捉えるものではなく、長期的な視点に立ち、利用者本人にとって就労上必要な支援とは何かを理解し、一般就労への移行支援に活用されるものです。また、一方的な

評価ではなく、利用者のニーズを踏まえることが必要です。本アセスメントの活用については、利用者やサービス等利用計画を作成する相談支援専門員等と相談をしながら、利用者のニーズを尊重し、利用者の状況に応じた就労の場を検討の上、長期的な視点を持って活用することが求められます。

 福祉型カレッジ

　2017（平成29）年3月に特別支援学校高等部を卒業した生徒のうち、就職者は30.1％、社会福祉施設等入所・通所者は62.2％で、進学した者はわずか1.9％となっている（文部科学省「特別支援教育資料（平成29年度）」より）。こうした状況を踏まえ、障害のある若者の学びの場、継続教育の場を保障しようとする取組みが全国各地で展開されはじめた。障害者総合支援法が定める「自立訓練事業」と「就労移行支援事業」を組み合わせた「福祉型カレッジ」である。福祉型カレッジでは、「自立訓練事業」の2年間に「就労移行支援事業」の2年間を加えた4年間の一貫教育プログラムが構築され、4年制の学びの場において、さまざまな教育・支援プログラムが提供されている。

　高校を卒業し、働くことばかりが選択肢ではない。高校卒業後の進路選択の幅を広げ、さまざまな社会的経験を通じて得られた学びが、その後の就労生活や豊かな暮らしにつながるのではないだろうか。

3. 障害者雇用施策の概要

A. 障害者雇用施策の体系

障害者が障害のない人と同様に、その能力と適性に応じた雇用の場に就くことができるような社会の実現のために、厚生労働省は、障害者雇用施策の体系を図4-3-1のようにまとめている。

障害者雇用施策は、障害者基本法の下で定められた障害者基本計画（第4次）（2018〔平成30〕～2022〔令和4〕年度）の他に、障害者の雇用の

障害者基本法

障害者基本計画

障害者の雇用の促進等に関する法律

図4-3-1　障害者雇用対策の体系について

障害者基本計画・重点施策実施5か年計画

障害者雇用対策基本方針

総合的な障害者雇用対策の推進

1. 事業主に対する指導・援助

○障害者雇用率制度
　• 法定雇用率（2018年4月1日より改訂）
　　民間企業＝一般の民間企業2.2%、
　　国・地方公共団体など＝2.5%、
　　都道府県などの教育委員会2.4%
　• 雇入れ計画作成命令などによる雇用率達成指導の実施
○障害者雇用納付金制度などによる事業主支援など
　• 障害者雇用納付金・調整金による事業主負担の調整
　• 障害者雇用のための施設・設備などの改善、介助者の配置、住宅・通勤に対する配慮、中途障害者の雇用継続などを行う事業主に対する助成
　• 特定求職者雇用開発助成金による賃金助成
○障害者雇用に関するノウハウの提供
　• 障害者雇用に関する好事例や雇用管理ノウハウの提供

2. 障害者の特性を踏まえたきめ細かな職業リハビリテーションの実施

○公共職業安定所における障害者の態様に応じた職業相談・職業紹介、職場定着指導の実施
○障害者職業センターにおける職業評価などの専門的な職業リハビリテーションの実施
　• ジョブコーチによる職場適応のための人的支援の実施
○雇用・福祉・教育の連携による支援の充実強化
　• 地域における福祉的就労から一般雇用への移行の促進
　• 就業面と生活面における一体的な支援の推進
○多様かつ効果的な障害者職業能力開発の推進
　• 障害者職業能力開発校における職業訓練の推進
　• 地域の多様な民間機関などに委託して行う職業訓練

3. 障害者雇用に関する啓発

○試行雇用による事業主の障害者雇用のきっかけ作りの推進
○障害者雇用促進運動の実施
○障害者団体と連携した広報啓発活動の実施

出典）『2019年版　障害者職業生活相談員資格認定講習テキスト』[1] p.192に基づき著者が作成.

促進等に関する法律、と同法に基づく障害者雇用対策基本方針などに基づいて進められている。

　なお、障害者の雇用の促進等に関する法律は、その一部が改正され障害者の雇用の促進等に関する法律の一部を改正する法律（改正障害者雇用促進法）として、2016（平成28）年から施行されている。この改正により、①雇用の分野における障害者に対する差別の禁止および障害者が職場で働くに当たっての支障を改善するための措置（合理的配慮の提供義務）および苦情処理・紛争解決援助が定められた。また、障害者の雇用に関する状況を踏まえ、②精神障害者を法定雇用率の算定基礎に加える措置を講ずることとなった（②の施行は2018〔平成30〕年）。これに先立ち、法律施行以前ではあるが、③障害者範囲の明確化が、公布年である2013（平成25）年に行われた。このように雇用施策は、よりよいものとなるよう改正を重ねながら進められていく。

　ここでは、こうした改正も踏まえ、①事業主に対する指導・援助、②障害者の特性を踏まえたきめ細かな職業リハビリテーションの実施、そして③障害者雇用に関する啓発の3点について解説する。

［1］事業主に対する指導・援助

（1）障害者雇用率制度

①障害者雇用率制度の概要

障害者雇用率制度

障害者雇用納付金

　わが国の障害者雇用率制度は、企業に対して一定の障害者を雇用する義務を課し、未達成の場合には障害者雇用納付金を徴収するという強制力を有している。この雇用義務の対象となる障害は身体障害、知的障害、精神障害である。

　したがって、企業は障害者雇用率に基づいて計算される法定雇用障害者数以上の身体障害者、知的障害者、精神障害者を雇用しなければならない（いわゆる法定雇用率〔2018年4月1日より改訂〕は、一般の民間企業2.2％、国・地方公共団体など2.5％、都道府県などの教育委員会2.4％）。

除外率

　ただし、除外率設定業種に属する事業を行う企業については、法定雇用障害者数の算出にあたり、企業全体の「常用労働者（短時間労働者を除く）の総数」から、除外率に相当する労働者数（1人未満は切り捨て）を控除することができる。ここでいう除外率設定業種とは、専門性を要する、あるいは危険であるなどの理由から障害者が就業困難と考えられる業種をいう。また、除外率に関しては、2002（平成14）年に障害者の雇用の促進等に関する法律の一部改正に伴い、段階的に縮小、廃止を目指すこととなった。現在までに、2度の引き下げが行われている（2004〔平成16〕年

表 4-3-1　雇用率制度の対象となる障害者の範囲

身体障害	「身体障害者手帳」によって確認される。なお、身体障害者の程度に関しては「身体障害者障害程度等級表」に基づいて１級〜７級まであるが、このうち、対象となる者は１級〜６級の障害を有する者および７級の障害を２つ以上重複して有する者となっている。なお、身体障害者障害程度等級表の１級または２級の障害を有する者および３級の障害を２つ以上重複して有する者を重度身体障害者という。
知的障害	知的障害者であることは、児童相談所、知的障害者更生相談所、精神保健福祉センター、精神保健指定医または障害者の雇用の促進等に関する法律 19 条の障害者職業センター（以下、知的障害者判定機関）によって知的障害があると判定された者をいい、原則として、都道府県知事が発行する「療育手帳」または知的障害者判定機関の判定書によって確認される。 また、知的障害者判定機関により知的障害の程度が重いと判定された者を重度知的障害者という。
精神障害	精神障害者であることは、①精神保健福祉法 45 条 2 項の規定に基づく「精神障害者保健福祉手帳」もしくは、②医師の診断書、意見書などによって確認される。ただし、障害者の雇用の促進等に関する法律における精神障害者は、厚生労働省令で定める者（症状が安定し、就労が可能な状態にある者に限定されている）（2条6号）。

身体障害者手帳

療育手帳

精神障害者保健福祉手帳

出典）厚生労働省ウェブサイト「障害者雇用促進法の概要」に基づき著者が作成.

と 2010〔平成 22〕年 にすべての業種で除外率はそれぞれ 10％の引き下げとなった）。

　また障害者範囲を明確化するとして定義規定が変更された（以下、傍点部分が追加）。「障害者」とは、身体障害、知的障害、精神障害（発達障害を含む）その他の心身の機能の障害があるため、長期にわたり、職業生活に相当の制限を受け、または職業生活を営むことが著しく困難な者をいう（法 2 条）。ただし、この明確化の意図は労働政策審議会障害者雇用分科会の議事録（2013〔平成 25〕年）によれば、「先般の障害者基本法の改正の表現に合わせて、法律の「障害者」のところに発達障害や難病に起因する障害が含まれることを明確にするため、精神障害の下に「（発達障害を含む）」と、「その他の心身の機能の障害」を明記するというものであって、あくまで障害者の定義規定の改正であるため、改正の前後で障害者の範囲が変わるものではない」となる。

　障害者雇用率制度が適用される障害者の範囲は、**表 4-3-1** の通りであり、企業における雇用障害者数は**表 4-3-2** に従って算出される。

　また、障害者雇用率制度における法定雇用障害者数は、各事業所をまとめた企業全体について計算される。

　なお、企業における障害者の把握・確認については、いずれの障害の場合であっても、人権に配慮し、個人の秘密を漏らさないように配慮する必要がある。厚生労働省では、この点を重視し、「プライバシーに配慮した障害者の把握・確認ガイドライン」をホームページ上に公開し、採用時、あるいは採用後に障害者であることを把握・確認する際の具体的な手順を

表 4-3-2　企業における雇用障害者数

労働者	障害の種類	障害の程度	算定数
常用労働者	身体障害者 知的障害者	重度	1 人を 2 人として算定
		重度以外	1 人を 1 人として算定
	精神障害者		1 人を 1 人として算定
短時間労働者	身体障害者 知的障害者	重度	1 人を 1 人として算定
		重度以外	1 人を 0.5 人として算定
	精神障害者		1 人を 0.5 人として算定*

注1)　常用労働者とは，以下のいずれかの者をいう.

①雇用（契約）期間の定めなく雇用されている労働者.

②一定の雇用（契約）期間を定めて雇用されている労働者であって、その雇用（契約）期間が反復更新され雇入れのときから 1 年を超えて引き続き雇用されると見込まれる労働者または過去 1 年を超える期間について引き続き雇用されている労働者.

注2)　短時間労働者とは,

①1 週間の所定労働時間が，同一の事業所に雇用されている通常の労働者の 1 週間の所定労働時間よりも短い労働者であること.

②1 週間の所定労働時間が 20 時間以上 30 時間未満であること,

注3)　精神障害者については，精神障害者保健福祉手帳所持者のみが算定対象となる.

※なお、障害者雇用率の算定や障害者雇用納付金の額などの算定において、精神障害者である短時間労働者は「0.5 人」と算定されるが、以下の 3 つの要件を満たすことで、2018（平成30）年 4 月 1 日から、実人員 1 人を「1 人」と算定することとなった。

要件①：精神障害者である短時間労働者（障害者雇用促進法における短時間労働者）であること

要件②：次の a または b のいずれかに当てはまる者であること

a　新規雇入れから 3 年以内の者

b　精神障害者保健福祉手帳の交付日から 3 年以内の者

要件③：次の a および b のいずれにも当てはまる者であること

a　2023（令和 5）年 3 月 31 日までに雇い入れられた者

b　2023（令和 5）年 3 月 31 日までに精神障害者保健福祉手帳の交付を受けた者

なお、措置は 2023（令和 5）年 3 月 3 日までで終了するか、以降も継続するかについては、検討中とされている。

• **法定雇用障害者数**

企業全体の常用労働者数（短時間労働者を除く） + 短時間労働者数× 0.5	×	障害者雇用率 （民間企業は 2.2%）

出典)　『障害者の雇用支援のために』[2]　p.10.

明示している。

②法定雇用率達成のための特例子会社制度

障害者雇用率制度における法定雇用率を達成するための仕組みの 1 つとして特例子会社制度は大きな役割を果たしている。本来、障害者雇用率制度においては、障害者の雇用機会の確保は個々の事業主（企業）ごとに義務づけられている。

一方、障害者の雇用の促進および安定を図るため、事業主が障害者の雇用に特別の配慮をした子会社を設立し、一定の要件を満たす場合には、特例としてその子会社に雇用されている労働者を親会社に雇用されているものとみなして、実雇用率を算定できるとしている。また、特例子会社を持

特例子会社制度

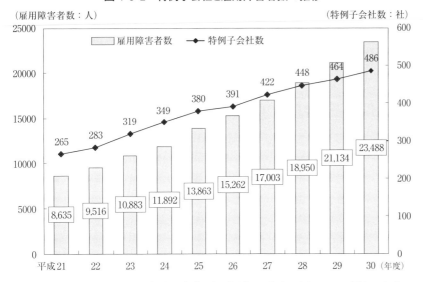

図4-3-2　特例子会社と雇用障害者数の推移

（雇用障害者数：人）　　　　　　　　　　　　　　　　　　　　　　（特例子会社数：社）

注）　特例子会社制度は，1976（昭和51）年に局長通達により定められ，1987（昭和62）年の
　　　法改正により，法律上規定された（1988年4月施行）.
出典）厚生労働省職業安定局障害者雇用対策課の資料に基づき著者が作成.

つ親会社については、関係する子会社も含め、企業グループによる実雇用
率算定を可能としている。

　特例子会社制度は、事業主にとっても、障害者にとってもメリットがあ
る。事業主にとってのメリットは、当然のことながら障害者雇用率を満た
すことにある。また、障害者雇用を積極的に推進しているという事実は、
企業イメージの向上にもつながる。こうしたことに加えて、特例子会社で
は、障害の特性に配慮した仕事の確保・職場環境の整備が可能となり、生
産性の向上と共に職場定着率が高まることが期待される。そして、なにに
よりも親会社と異なる労働条件の設定が可能となることにより、弾力的な雇
用管理が可能となる。

　一方、 障害者にとってのメリットは、特例子会社が設立されることに
より雇用機会の拡大が図られること、そして、障害者に配慮された職場環
境の中で、個々人の能力を発揮する機会が確保されることにある。

　ただし、特例子会社として認定されるためには、親会社、子会社ととも
に認定の要件を満たす必要がある。親会社の認定要件は、子会社の意思決
定機関（株主総会など）を支配していること、具体的には、子会社の議決
権の過半数を有することなどが求められる。一方、子会社の認定要件とし
ては、以下の4点が挙げられている。
①親会社との人的関係が緊密であること（具体的には、親会社からの役員
　派遣など）。

②雇用される障害者が5人以上で、全従業員に占める割合が20%以上であること。また、雇用される障害者に占める重度身体障害者、知的障害者および精神障害者の割合が30%以上であること。

③障害者の雇用管理を適正に行うに足りる能力を有していること（具体的には、障害者のための施設の改善、専任の指導員の配置など）。

④その他、障害者の雇用の促進および安定が確実に達成されると認められること。

　特例子会社制度は、1987（昭和62）年に障害者の雇用の促進等に関する法律に規定された（1988〔昭和63〕年4月施行）。1989（平成元）年以降、年々増加し、2009（平成21）～2018（平成30）年の10年間で221社の増加となっている。それに伴い、雇用障害数も約3倍と大幅に増加している（図4-3-2）。

(2) 障害者雇用納付金制度

①障害者雇用納付金制度の概要

　障害者雇用納付金制度は、障害者の雇用に伴う事業主の経済的負担の調整を図るとともに、全体としての障害者の雇用水準を引き上げることを目的としている。このため、雇用率未達成企業（常用労働者101人以上）からは、法定雇用障害者数に不足する分の人数に対して、障害者雇用納付金（以下、納付金）を徴収し、雇用率達成企業に対しては、障害者雇用調整

障害者雇用調整金

図 4-3-3　障害者雇用納付金制度の概要

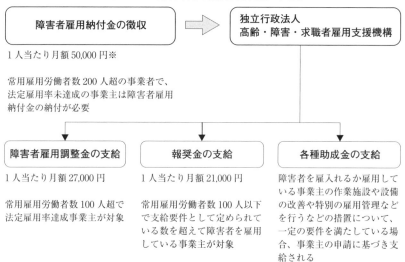

※　2015（平成27）～2020（32）年までの納付金に関しては，100人超～200人以下の事業主に対して，減額特例（1人当たり月額50,000円→40,000円）が適用される.
注）　上記の支給以外にも，「在宅就業障害者特例調整金の支給」や「在宅就業障害者特例報奨金の支給」などがある.
出典）『2019年版　障害者職業生活相談員資格認定講習テキスト』[1] p.214を一部改変.

金（以下、調整金）や報奨金を支給している（図4-3-3）。

　また、納付金は障害者の雇用の促進などを図るための各種の助成金としても利用される。なお、こうした納付金の徴収ならびに調整金、報奨金、助成金などの支給に関しては、独立行政法人高齢・障害・求職者雇用支援機構が運営を任されている。

　なお、障害者雇用納付金制度で重要な点は、納付金を支払うことで雇用義務を免れるものではないという点である。実雇用率が低い場合には、雇用率達成指導が行われ、公共職業安定所によって具体的な「障害者の雇入れに関する計画」を作成するように命ぜられる場合がある。 雇用率達成指導

　また、作成された計画の実施が十分に行われていない場合には、雇入れ計画に対する勧告が行われる。さらに、勧告にも従わなかった場合には、厚生労働大臣がその企業名を公表することがある。ただし、公表される企業数は、毎年、数社であり、雇用率未達成企業の割合からは、多いとはいえない。

　一方、調整金および報奨金は、一定数以上の障害者を雇用している事業主に対して支給されるものであり、調整金は、常用雇用労働者数100人超で法定雇用率を達成している事業主に対し、また、報奨金は常用雇用労働者数100人以下で、一定数を超えて労働者を雇用している事業主に対して、いずれも事業主が申請することによって支給される（法改正に伴い、2015〔平成27〕年度から5年間は、100人超〜200人以下の事業主には減額特例が適用される）。

②障害者雇用納付金制度に基づく助成金制度

　事業主が障害者を新たに雇い入れたり、重度障害者の安定した雇用を維持するために、経済的負担がかかることがある。障害者雇用納付金制度に基づく助成金は、その費用の一部を助成し、負担の軽減を図ることで障害者の雇入れや継続雇用を容易にしようとする制度である。助成金の対象、助成率、限度額などは法律により細かく定められている。また、助成金の種類は多く、**表4-3-3**はその一部をまとめたものである。

　障害者雇用納付金制度に基づく助成金以外にも、身体障害者、知的障害者または精神障害者などの就職が特に困難な者をハローワークなどの紹介により雇い入れた事業主に対して、その賃金の一部を雇い入れた日から一定期間助成する特定求職者雇用開発助成金（特定就職困難者雇用開発助成金）なども用意されている。なお、この助成金に関しては、期間が限定されていることから、助成期間の終了に伴い、雇用していた障害者を解雇し、新たな障害者を雇用することで、助成金の支給を得ようとするなど、制度の目的を逸脱した利用がなされないような仕組みが必要になる。このため、 特定求職者雇用開発助成金

表 4-3-3　障害者雇用納付金制度に基づく助成金

助成金の種類	助成金の目的
障害者作業施設設置等助成金	障害者を常用労働者として雇い入れるか継続して雇用する事業主で、その障害者が障害を克服し作業を容易に行えるよう配慮された施設または改造等がなされた設備の設置または整備を行う（賃借による設置を含む）場合に、その費用の一部を助成するもの。
障害者福祉施設設置等助成金	障害者を常用労働者として雇い入れるか継続して雇用する事業主で、その障害者が障害を克服し作業を容易に行えるよう配慮された施設または改造等がなされた設備の設置または整備を行う（賃借による設置を含む）場合に、その費用の一部を助成するもの。
障害者介助等助成金	就職が特に困難と認められる障害者を雇い入れるか継続して雇用している事業主が、障害の種類や程度に応じた適切な雇用管理のために必要な介助等の措置を実施する場合に、その費用の一部を助成するもの。
重度障害者等通勤対策助成金	重度身体障害者、知的障害者、精神障害者または通勤が特に困難と認められる身体障害者を雇い入れるか継続して雇用している事業主、またはこれらの重度障害者等を雇用している事業主が加入している事業主団体が、これらの障害者の通勤を容易にするための措置を行う場合に、その費用の一部を助成するもの。
重度障害者多数雇用事業所施設設置等助成金	重度身体障害者、知的障害者または精神障害者を多数継続して雇用し、かつ、安定した雇用を継続することができると認められる事業主で、これらの障害者のために事業施設等の設置または整備を行う場合に、その費用の一部を助成するもの。

出典）独立行政法人高齢・障害・求職者雇用支援機構ウェブサイト[2]より一部改変.

　助成を受けようとする事業所に関しては、雇用している障害者の解雇などに関して一定の条件を設けるなど、制度が適正に利用されるような仕組みをとっている。一方で、2016（平成28）年から、トライアル雇用奨励金と併用できる制度に変更され、より円滑な移行が可能となるよう工夫されている。

(3) 障害者雇用に関する各種援助

　事業主を対象とした支援としては、地域障害者職業センターなどが雇用主に関する専門的な相談や助言に応じる他、障害者を雇用したことによるメリットとして、特定求職者雇用開発助成金、障害者雇用納付金制度に基づく助成金、その他、障害者雇用にかかる税制上の優遇措置などが挙げられる。

　障害者雇用においては、障害者を対象とした支援だけでなく、雇用主に関しても同時に支援していく仕組みが求められる。こうした支援の中で有

効とされているのが、職場適応援助者（ジョブコーチ）による支援である。

　職場適応援助者は知的障害者や精神障害者などの職場適応を容易にするために職場にジョブコーチを派遣して人的支援を行うものである。また、障害者が職場に適応して雇用を継続していくための環境を整備する一環として、障害者本人だけでなく、事業者や職場の同僚に対しての支援も実施する。

　なお、独立行政法人高齢・障害・求職者雇用支援機構地域障害者職業センターが作成または承認する支援計画において必要と認められた支援を、訪問型職場適応援助者または企業在籍型職場適応援助者に行わせた場合、障害者雇用安定助成金が支給される。

　以上の取組みに加えて、精神障害者のみを対象とした支援の仕組みも用意されている。たとえば、精神障害者総合雇用支援（精神障害者および精神障害者を雇用しようとするまたは雇用している事業主に対して、主治医との連携のもと、職場復帰・雇用促進・雇用継続の雇用の各段階で行う体系的かつ専門的な支援の総称）が、地域障害者職業センターにおいて実施されている。この支援には、①精神障害者の職場復帰支援（リワーク支援）、②職場復帰のコーディネート、③職場適応援助者（ジョブコーチ）による支援などが含まれる。ここでは、精神障害者、事業主、主治医の3者の協力が欠かせない。

　なお、2006（平成18）年に障害者の雇用の促進等に関する法律が一部改正されたことに伴い、2018（平成30）年から精神障害者は、雇用義務の対象となったが、精神障害者に関する本格的な支援の取組みは始まったばかりであり、身体障害、知的障害と比較して事業所における雇用管理のノウハウが十分に蓄積されているとはいえない。したがって、これらの支援は今後、精神障害者の雇用が促進されていく中で逐次、変容していくものといえる。

［2］障害者に対する指導・援助

（1）職業リハビリテーションの実施：障害者雇用を支援する機関

　障害者の雇用の促進等に関する法律の目的の1つに「障害者に対して職業指導、職業訓練、職業紹介等の措置を講じ、その職業生活における自立を図る職業リハビリテーションの推進」が挙げられている。

　この目的を達成するための機関として、公共職業安定所（ハローワーク）は重要な役割を果たしている。ハローワークは、職業安定法に基づいて設置されている国の行政機関である。ハローワークの主な業務は、就職を希望する障害者に対する職業相談・職業紹介、就職後の職場定着・継続

105

雇用などの支援や、事業主に対する障害者雇用の指導・支援である。また、雇用率達成指導なども行っている。

　同じく職業リハビリテーションを推進するための機関である高齢・障害・求職者雇用支援機構は、障害者の雇用の促進等に関する法律に基づいて設置されている独立行政法人で、障害者職業センター（障害者職業総合センター、広域障害者職業センター、地域障害者職業センターを含む）ならびに障害者職業能力開発校の運営、障害者雇用納付金関係業務などを行っている。

職業能力開発促進法　障害者職業能力開発校は、職業能力開発促進法に基づき、ハローワーク、障害者職業センターなどの関係機関との密接な連携のもとに、訓練科目・訓練方法などに特別の配慮を加えつつ、障害の態様などに応じた公共職業訓練を実施している。障害者職業能力開発校は全国19ヵ所（国立13校、都道府県立6校）に設置されており、国立の13校のうち2校は独立行政法人高齢・障害・求職者雇用支援機構が運営（障害者の雇用の促進等に関する法律に基づく）し、11校は都道府県に運営が委託されている。

　以上のハローワーク、障害者職業センター、障害者職業能力開発校などの直接的に就労を支援する機関に加えて、たとえば、発達障害に関しては、

発達障害者支援法　発達障害者支援センター（発達障害者支援法に基づく）において、就労支援の一環として労働関係機関との連携協力のもとに直接的、間接的な支援が実施されている。また、都道府県労働局ならびに厚生労働省から委託を

発達障害者支援センター　受けた発達障害者支援センター（就労支援関係者講習・体験交流会など）を中心に、発達障害者の就労支援ノウハウの共有化、事業主向けの雇用啓

発達障害者就労支援育成　発を図るための「発達障害者就労支援育成事業」等が実施されている。ま
事業　た、難病に関しては、難病相談・支援センターにおいて、同様に就労支援などの相談支援が行われている。

(2) 障害者雇用に関する各種援助

　就職に向けての相談活動の段階では障害者就業・生活支援センター、相談支援事業者、地域障害者職業センター、ハローワークなどが、それぞれの組織の役割に応じて、職業相談やカウンセリング、職業評価、職業紹介

職業評価　などを実施し、障害特性の理解を深めるとともに、具体的な就職活動の支援を行っている。

　なお、こうした職業相談、職業評価、職業紹介などは障害者雇用率の対象障害である知的障害、身体障害、精神障害以外の障害、すなわち、発達障害、高次脳機能障害、難病などに対しても行われる。

　また、相談活動の中で就職に向けての準備・訓練が必要とされた場合には、地域障害者職業センターにおける職業準備支援や就労移行支援事業者

による就労移行支援事業を利用できる。特に職業に必要な技能を身につけることを希望する場合には、公共職業訓練や障害者の様態に応じた多様な委託訓練などの利用が提案されることもある。

これ以外にも、1人で実習を受けることなどに不安があり、グループでの就労訓練を希望する場合には、少人数のグループ（5人まで）に指導員を配置して、企業内で実習を受けることにより、常用雇用への移行を支援する仕組み（グループ就労）も用意されている。

[3] 障害者雇用に関する啓発

障害者雇用施策においては、障害者雇用に関する啓発活動もまた、重要な役割を果たしている。障害についての理解が適切でなかったり、偏見などにより、雇用が難しいと考えている企業に対して、類似した職種をもつ他企業での成功例や雇用のノウハウを知ることは、障害者雇用に踏み出す大きな力となる。また、職域を固定して障害者雇用を考えている企業に対しては、新たな職域へのチャレンジを促すことも重要である。こうした障害者雇用を進めるための啓発活動について、障害者の雇用の促進等に関する法律では、76条（障害者の雇用に関する広報啓発）において、「国及び地方公共団体は、障害者の雇用を妨げている諸要因の解消を図るため、障害者の雇用について事業主その他国民一般の理解を高めるために必要な広報その他の啓発活動を行うものとする」と定めている。

なお、毎年9月は障害者雇用支援月間であり、事業主だけでなく、広く国民一般に対して障害者雇用の機運を醸成し、障害者の職業的自立を支援するため、高齢・障害・求職者雇用支援機構を中心に厚生労働省、都道府県、都道府県協会などが協力して、さまざまな啓発活動を展開している。この他にも障害者の職業能力の向上と障害者に対する社会の理解と認識を深め、雇用の促進と地位の向上を図ることを目的として、アビリンピック（全国障害者技能競技大会）が毎年開催されている。

B. 障害者雇用施策のこれまでと今後

障害者雇用施策の歴史をみると、身体障害に関しての取組みが最も早く、1960（昭和35）年に身体障害者雇用促進法が制定された。しかし、この時点では、企業に障害者の雇用義務は課されておらず、各企業における努力義務とされていた。その後、1976（昭和51）年の法改正により、身体障害者の雇用義務化が始まり、身体障害者雇用納付金制度が新たに設けられた。その後、1987（昭和62）年に身体障害者雇用促進法は、「障害者の

身体障害者雇用促進法

障害者の雇用の促進等に関する法律

雇用の促進等に関する法律」に改正され、法適用対象の障害が拡大された。また、同法改正に伴い、知的障害者についても、実雇用率にカウントされることとなった。なお、実雇用率へのカウントとは、本来、雇用義務が課されていない知的障害者であっても企業が雇用した場合には、すでに雇用義務化されている身体障害者と同様に、企業が雇用している雇用障害者数に含めるというものである。また、この法改正では、職業リハビリテーションの推進が明確に法的に位置づけられた。精神障害者に関しては、1987（昭和62）年の法改正では、障害者雇用率の対象とはならなかったが、雇用施策の対象として明記されることになったことは大きい。あわせて、

特例子会社制度

障害者雇用をより促進するための制度として、特例子会社制度が法律上に規定されることとなった。

　その後、1992（平成4）年からは、精神障害者の雇用についても、助成金を支給することとなり、1993（平成5）年には知的障害者についても、重度をダブルカウントすること、また、重度障害者（身体・知的）である短時間労働者も、実雇用率にカウントすること、などの法律の一部改正が相次いで行われた。また、1997（平成9）年の法改正では、知的障害者の雇用に対する企業の理解と雇用管理ノウハウが一定程度蓄積されたことを背景に、知的障害者についての雇用が義務化された。また、精神障害者である短時間労働者の雇用について、助成措置が適用されるようになった。

　さらに2002（平成14）年の改正では、特例子会社制度の一層の充実、

職場適応援助者（ジョブコーチ）

職場適応援助者（ジョブコーチ）事業の創設および除外率制度の原則廃止などが盛り込まれることになった。また、2006（平成18）年の法改正により2018（平成30）年から精神障害者（精神障害者保健福祉手帳所持者）についても雇用が義務化された。

　その後、2007（平成19）年にわが国が障害者権利条約に署名したことを受け、2011（平成23）年には障害者基本法が改正され、さらに2013（平成25）年には障害者差別解消法が制定された（一部を除き、施行は2016〔平成28〕年から）。ここに至り、差別の禁止や合理的配慮提供の法的義務などが明確化された。そして、翌年の2014（平成26）年には障害者権利条約に批准することとなった。したがって、障害者の雇用の促進等に関する法律の一部を改正する法律（改正障害者雇用促進法：2016年〔平成28年〕施行）の理解においては、こうした背景についても併せて深めておくことが重要といえる。

　このように障害者雇用施策は、身体障害、知的障害そして精神障害の順に進められている。また、身体障害、知的障害、精神障害以外のその他の障害や難病などにより就職が困難である人びとに対しても順次、雇用の促

進のための施策が検討されている。

たとえば、2013年に施行された障害者総合支援法において、障害者の範囲に難病等が追加されたことなどを背景に、「発達障害者・難治性疾患患者雇用開発助成金」が新たに設けられた。この助成金の目的は、障害者手帳を持たない発達障害や難病のある人を雇い入れる事業主を支援し、発達障害や難病のある人の雇用と職場定着を促進するものである。

このような経過を経て、障害者雇用施策は一定の成果を上げているが、中小企業における障害者実雇用率は伸び悩んでいる。この傾向は50～100人未満規模の企業において顕著である。これに加えて、近年、就労している障害者の高齢化の問題がクローズアップされている。高齢化は、フルタイムでの就業を困難にする要因の1つである。また、精神障害者など、高齢化の問題とは別に、短時間労働を求める障害者は少なくない。

こうした現状を受けて、①中小企業における障害者雇用の促進（障害者雇用納付金制度において、2010（平成22）年度から200人超えの企業が、2015（平成27）年度からは100人超えの企業が対象に含まれる）、および②短時間労働に対応した雇用率制度の見直し（**表4-3-2**）が行われた。

今後は、「その他の障害」として分類されている発達障害・高次脳機能障害・難病などに関して、より一層の具体的な雇用に繋がる支援施策の展開が期待される。

引用参考文献

1）独立行政法人高齢・障害・求職者雇用支援機構編『2019年版　障害者職業生活相談員資格認定講習テキスト』2019.

2）独立行政法人高齢・障害・求職者雇用支援機構ウェブサイト（2019年10月8日取得）．http://www.jeed.or.jp/

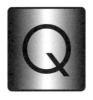

発達障害者支援法の施行に伴って、最近では、発達障害者を対象とした就労支援が話題になることが多いように思います。発達障害者が利用できる支援にはどのようなものがあるのでしょうか。

発達障害者支援法は、身体障害、知的障害、精神障害に関するそれぞれの福祉法に該当しない障害に対し、支援の充実を求めたものです。

　実際、身体障害者手帳、療育手帳、精神障害者保健福祉手帳の対象外となる発達障害者は、障害者雇用率制度の対象とはなっていません。しかし、発達障害者もまた、職業リハビリテーション・サービスの対象者であり、用意されている支援も少なくありません。

　たとえば、就職に際して、職業評価や職業相談などのサービスを利用することができます。発達障害者の中には、学校を卒業後、就職ができないという事態に直面して、あるいは就職後に職場でさまざまな問題が生じた結果として、青年期に至ってはじめて診断を受ける人もいます。これらの発達障害に関しては、まず、職業に就くという視点からの評価が重要です。また、地域障害者職業センターでは、発達障害者を対象とした職業指導が実施されていますし、障害者職業能力開発校などにおける職業訓練を受けることもできます。ただし、職業訓練に関しては、身体障害・知的障害・精神障害とは異なり、職業訓練手当は支給されません。

　また、発達障害者が就職し、継続的に雇用されるために職場適応援助者（ジョブコーチ）が重要な役割を果たしていることから、障害者雇用安定助成金、特定求職者雇用開発助成金の対象となっています。

　なお、障害者手帳を有する発達障害者は、手帳の定める支援を使用して障害者雇用率制度や職業リハビリテーションの対象となることはいうまでもありません。

第5章 就労支援サービスの実施体制

本章では、就労支援サービスの実施体制について、
組織および団体の役割と、
実際の支援活動の概要について解説する。
また、就労支援サービス機関における専門職の役割と、
その活動の実際について概説する。

1

障害者の雇用の促進等に関する法律に基づき
就労支援サービスを提供している
職業リハビリテーション機関や、
障害者総合支援法による
障害福祉サービス事業所などの役割と、
実際の就労支援サービスの活動内容について解説する。

2

「生活保護法」「生活困窮者自立支援法」
「障害者総合支援法」「障害者雇用促進法」などに基づいて、
就労支援を必要とする人びとに対して、
就労支援サービスを提供する機関やサービス事業所における
専門職の種類、役割、活動内容および
関連機関において就労支援に携わる
専門職の活動について解説する。

1. 組織および団体の役割と実際

A. 就労支援における国と地方の役割分担

　前章では就労支援制度について概説したが、雇用施策を効率的に進めていくためには、国、都道府県、市町村（福祉事務所）が密接に連携・協力しながら相互の役割分担を明確にし、それぞれが主体性を持って施策を推進していく必要がある。**表5-1-1**は、就労支援に関する施策における、国、都道府県、市町村（福祉事務所）のそれぞれの役割分担と代表的な就労支援施策の例を示したものである。大まかに整理すると、国が雇用施策全体の企画立案を行い、都道府県が連絡調整にあたり、市町村が地域と直結した具体的な就労支援サービスを担当している。

表5-1-1　就労支援施策における国と地方の役割分担

	役割	就労支援施策における例
国	● 基本的な施策・制度の企画立案、全国的な計画の策定 ● 全国的に確保されるべき最低基準の設定 ● 都道府県、市町村に対する支援、助言、指導 ● 高度なサービスの提供、研究の推進	● 障害者雇用対策基本方針の策定 ● 総合的な障害者雇用対策の推進 ● ハローワークにおける職業相談、職業紹介などの実施 ● 障害者職業センターにおける専門的な職業リハビリテーションの実施
都道府県	● 市町村の区域を超える広域的、モデル的な事業の実施 ● 市町村間の連絡調整、市町村に対する支援、助言、指導 ● 人材育成、専門研修などの専門性の高い事業の実施 ● 都道府県独自の事業の実施	● 都道府県知事による障害者就業・生活支援センターの指定業務 ● 都道府県が行う職場適応訓練 ● 障害者雇用促進運動の実施
市町村	● 市町村全域を対象にした総合的な施策の企画・調整 ● 地域住民に密着した基本的なサービスの提供	● 地域福祉計画の策定 ● 地域障害者就業支援事業の実施 ● 自立支援プログラムの実施・運営 ● 就労支援に関する相談業務

B. 就労支援における職業リハビリテーション機関の概要

障害者の雇用の促進等に
関する法律

職業リハビリテーション

　障害者の雇用の促進等に関する法律では、「障害者に対して職業指導、職業訓練、職業紹介その他この法律に定める措置を講じ、その職業生活における自立を図る」とした職業リハビリテーションを推進することとされている。障害者の就労に向けた支援や、障害者を雇用する事業所に対する支援サービスを提供するハローワーク（公共職業安定所）や地域障害者職

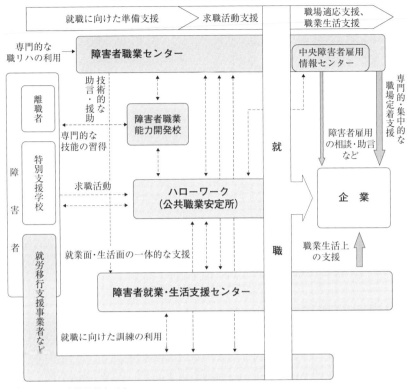

図 5-1-1　障害者雇用を支援する機関

注）　←→は連携関係を示す.
出典）『障害者の雇用支援のために（平成23年度版）』[2] p.19 を一部改編.

業センターなど、主な職業リハビリテーション機関は図 5-1-1 の通りである。

　また、障害者福祉施策における就労支援として、障害者総合支援法に基づく就労移行支援事業所、就労継続支援事業所などが支援事業を行っており、地域において雇用と福祉が密接に連携をとりながら障害者の就労支援が展開されている。

障害者総合支援法

C. ハローワーク（公共職業安定所）の役割と活動の実際

　ハローワーク（公共職業安定所）は、職業安定法に基づき設置・運営されている国の機関であり、地域の中で就労支援の中心的な役割を果たしている。専門職員が地域の就労機関をはじめとして福祉、教育、医療などの関係機関と連携しながら、障害者や生活保護受給者などに対して職業相談、職業紹介、就職後の職場定着などの支援を実施している。また、あわせて事業主に対しても障害者などの雇用を進めるための支援サービスを提供している。

ハローワーク（公共職業安定所）

113

［1］障害者および事業主に対する支援

（1）職業相談・職業紹介・職域開拓・雇用管理

就職促進指導官

　就職を希望する障害者の求職登録を行い、専門の就職促進指導官や職業相談員などがケースワーク方式により、障害の状況や適性、希望職種などの障害者個々の状況に応じてきめ細かな職業相談、職業紹介、職域開拓、

職場適応指導

職場適応指導などを実施している。

精神障害者雇用トータルサポーター

　また、精神障害者雇用トータルサポーターを配置し、精神障害者等の求職者に対しては相談支援など、事業主に対しては意識啓発、定着支援等の専門的な知見に基づく支援を実施している。

　障害者を雇用している事業主や、新たに障害者を雇用する事業主に対しては、雇用管理上の配慮などについての助言・指導を行うとともに、障害者向け求人の開拓を実施している。さらに、事業主から雇用状況報告を求め、障害者雇用率が未達成の事業主に対しては、雇用率達成指導も実施している。

職場適応訓練

（2）職場適応訓練

　都道府県知事が事業主に委託して行う雇用を前提とした訓練であり、ハローワークが窓口となる。障害者が実際の職場環境に円滑に適応することを目的として、事業所内において訓練を実施するもので、訓練の終了後は事業所に引き続き雇用してもらう制度である。訓練期間は6ヵ月以内（重度障害者は1年以内）で、期間中は事業主には委託費、訓練生には訓練手当がそれぞれ支給される。また、訓練期間が2週間以内（重度障害者は原

短期職場適応訓練

則として4週間以内）とする短期職場適応訓練もある。

（3）医療機関とハローワークの連携による就労支援モデル事業

職業準備性

　医療機関などを利用している就労意欲のある精神障害者のうち、職業準備性が不十分であったり、就職に対する不安や緊張が高いために就職に結びつくことが困難な精神障害者を対象としている。ハローワークと医療機関、保健所などが連携しながら、就職への動機づけを高める、就職活動に関する知識を提供するなどのプログラムを通して、職業準備性や就職意欲の向上を目的とした就労支援セミナー等を実施している。

障害者試行雇用（トライアル雇用）事業

（4）障害者試行雇用（トライアル雇用）事業

　障害者に関する知識や雇用経験がないことから、障害者雇用をためらっている事業所に対し、障害者を3ヵ月試行的に雇用してもらい、その後の本格的な雇用へのきっかけづくりとする事業である。また、就労経験がなかったり、乏しい障害者にとっては、実際の事業所の中で職業適性や就労環境を確認することにより、事業所と障害者の双方が働く上での不安を解消する機会となる。精神障害者等については、その障害特性を考慮し雇い

入れ当初は週20時間未満の就業から開始する短時間トライアル雇用がある。

トライアル雇用期間中は雇用契約を結び、障害者には賃金が支給され、事業所に対してはトライアル雇用助成金が支給される。

(5) 障害者雇用安定助成金

障害者を雇い入れ、その業務に必要な援助や指導を行う職場支援員を配置する事業主や、特に職場定着に困難を抱える障害者に対して、直接的・専門的なジョブコーチ支援を行う事業主に対して助成するものであり、障害者の職場適応・職場定着を図ることを目的としている。

(6) 特定求職者雇用開発助成金

就職が特に困難と思われる障害者や高齢者などを雇用した事業主を対象として、その賃金の一部を一定の期間助成金として支給するもので、ハローワークなどの紹介による、雇用保険の適用事業所が対象となる。また、重度の障害者に対しては、重度以外の障害者よりも支給期間が長く、助成額も高く設定している。

特定求職者雇用開発助成金

(7) チーム支援事業

福祉施設などを利用する障害者が、福祉的就労から一般雇用への移行を図るため、ハローワークが中心となり福祉施設などと連携した就労支援をチーム支援事業として行っている。福祉施設や就労支援機関などの関係機関からなる障害者就労支援チームをつくり、就職に向けた準備から職場定着までの一貫した支援をケアマネジメントの手法を用い、チームとして行っている。

[2] 生活保護受給者に対する支援

生活保護受給者に対する就労支援については、2013（平成25）年度から、生活保護受給者等就労自立促進事業が実施されている。これはハローワークに配置されている就職支援ナビゲーターと福祉事務所などの就労支援チームが連携して行うもので、就労意欲や自立への意欲がある生活保護受給者などに対して、個々の対象者の状態やニーズに応じた就労支援を行うことにより、職業自立を図ることを目的としている。

福祉事務所

D. 職業リハビリテーション機関の役割と実際

[1] 地域障害者職業センター

障害者の雇用の促進等に関する法律に基づき、独立行政法人高齢・障害・求職者雇用支援機構が、障害者の雇用の促進を図るため運営している

独立行政法人高齢・障害・求職者雇用支援機構

施設に障害者職業センターがある。この障害者職業センターには、①障害者職業総合センター（高度の職業リハビリテーションに関する研究・開発や専門職の養成・研修などを行う）、②広域障害者職業センター（障害者職業能力開発校や医療機関などとの連携のもとに、広範囲の地域において職業リハビリテーションサービスを提供する）、③地域障害者職業センター、の３種類の施設がある。ここでは、地域における職業リハビリテーションネットワークの中核となる地域障害者職業センターの業務内容について説明する。

地域障害者職業センターは、ハローワークをはじめ地域の福祉、教育、医療などの関係機関と密接な連携をとりながら、障害者および障害者を雇用する事業主に対して職業相談、職業評価から就職後の職場適応指導まで、一連の就労支援サービスを専門的、総合的に実施している。地域障害者職業センターは、各都道府県に１ヵ所（主要な都道府県には支所が設置）設置されていて、障害者の就労支援の専門職である障害者職業カウンセラーが配置されている。

地域障害者職業センターの業務の流れは**図 5-1-2** の通りである。

障害者職業センター
障害者職業総合センター
広域障害者職業センター

地域障害者職業センター

障害者職業カウンセラー

図 5-1-2　地域障害者職業センターの業務の流れ

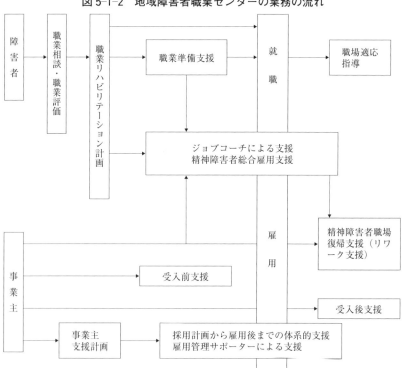

116

(1) 職業相談・職業評価・職業リハビリテーション計画

職業評価は、職業リハビリテーションの基本となるもので、対象者の障害特性や職業上の課題の把握を目的に実施される。こうした職業評価や職業相談の結果とあわせて、地域の労働市場の状況などを総合的に判断して、課題の解決や職業自立の実現に向けた支援計画である職業リハビリテーション計画が策定される。この支援計画は、ハローワークをはじめとした関係機関などとの連携に活用され、就職支援活動が効果的に実施されることになる。

職業評価

職業リハビリテーション計画

(2) 職業準備支援

職業準備支援

事業所で必要とされる基本的な労働習慣の体得、作業遂行力の向上、コミュニケーション能力、対人対応力の向上などを目的として行われる職業前訓練である。地域障害者職業センター内での作業支援を中心に、職場実習や職業に関する知識の習得などの支援プログラム（職業準備講習）を実施している。支援期間は、対象者の障害特性に応じて柔軟な期間設定が可能となっている。職業準備支援の終了後は、ハローワークによる職業紹介、ジョブコーチによる支援などにつなげていく。

職業準備講習

また、精神障害者や発達障害者を対象として、その障害特性を考慮した職業準備支援である精神障害者自立支援カリキュラムおよび発達障害者自立支援カリキュラムも実施されている。

精神障害者自立支援カリキュラム

(3) 職場適応援助者（ジョブコーチ）による支援

職場適応援助者（ジョブコーチ）による支援

障害者が事業所の作業内容や人間関係などの職場環境に円滑に適応することを目的としている。ジョブコーチと呼ばれる支援者を一定期間事業所に派遣し、障害者と事業所の双方に対して直接的、専門的な人的支援を行うことにより、障害者の雇用促進と職場適応を図るものである。

支援の対象者は、基本的な作業遂行の能力がありながら、作業環境や人的環境の適応に課題を抱えている知的障害者や精神障害者・発達障害者が中心となる。

詳細については「第5章2節C[1]（3）ジョブコーチ」を参照。

(4) 精神障害者総合雇用支援

精神障害者総合雇用支援

精神障害者や精神障害者を雇用しようとする事業主、すでに雇用している事業主に対して、主治医などの医療関係者との連携のもとで、精神障害者の新規雇い入れ、職場復帰、雇用継続などに係るさまざまな支援ニーズに対して行われる専門的な支援の総称である。

①雇用促進支援

新規に精神障害者の雇用を考えている事業所に対して、雇用管理に関する助言・援助を行う。また、就職を希望する精神障害者にはジョブコーチ

による支援などを活用し、障害特性に応じた円滑な職場適応を図る。

職場復帰支援（リワーク
支援）

②職場復帰支援（リワーク支援）

　休職中のうつ病等を中心とした精神障害者の職場復帰を目的としている。事業主や主治医などとの連携の下に、障害者職業センターでの職業準備支援や復帰職場での作業体験など、段階的な支援プログラムを通して職場復帰を進める。

③雇用継続支援

　職場適応に課題がある精神障害者に対し、ジョブコーチによる支援などを通して職場への定着を図る。あわせて、事業主に対しても雇用管理などについての助言・援助を行う。

(5) 事業主に対する支援サービス

　事業主に対しては、上記の各支援サービスに加え、障害者を新たに雇用する際の障害特性などの情報や配置、雇用後の雇用管理、職務の開発など職場における適応を図るための専門的な助言・相談を行っている。また、特定の高度な専門領域に係る課題の解決には、地域の専門家の協力を得て行う雇用管理サポーターによる支援を行っている。

［2］障害者職業能力開発校など

障害者職業能力開発校

　障害者職業能力開発校は、職業能力開発促進法により、主に身体障害者や知的障害者に対して、就職に必要な知識・技能の習得を目的として職業訓練を行う施設である。全国に国立・県立合わせて19校が設置されており、ハローワークや地域障害者職業センターなどの関係機関との連携の下に、障害特性に応じた公共職業訓練が行われている。その他、社会福祉法人などが運営する民間の職業能力開発施設も障害者の職業訓練を実施しており、精神障害者を対象とした施設もある。

　また、障害者が居住する地域で職業訓練が受講できるように、都道府県の職業能力開発校が居住する地域の企業、社会福祉法人、民間教育機関などに委託して、就職に必要な知識・技能を習得するための公共職業訓練を

障害者の態様に応じた多
様な委託訓練

障害者の態様に応じた多様な委託訓練として実施している。標準的な訓練期間は3ヵ月であるが、個々の障害特性や企業の人材ニーズに応じて多様な支援を行うことが可能な制度である。

障害者就業・生活支援セ
ンター

［3］障害者就業・生活支援センター

　障害者就業・生活支援センターは、障害者の雇用の促進等に関する法律に基づき設置された施設である。就職や職場への定着が困難な障害者が、職業生活を維持するためには就業面における支援とあわせて、生活面の支

図 5-1-3　障害者就業・生活支援センター事業

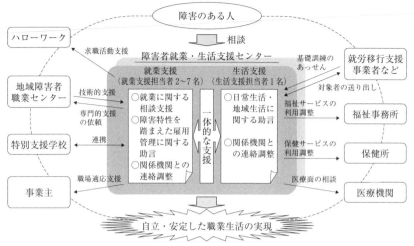

出典）厚生労働省ウェブサイト「障害者の方への施策」.
　　　http://www.mhlw.go.jp/file/06-Seisakujouhou-11600000-Shokugyouanteikyoku/0000146182.pdf

援が必要とされている。地域の中で雇用・福祉・医療・教育などの関係機関と連携をとりながら、就業とこれに伴う日常生活や社会生活上の支援を就業支援担当者と生活支援担当者が協力し、一体的に行っている施設である。具体的な業務内容や業務連携については、**図 5-1-3** の通りである。

　都道府県知事が指定する民法法人、社会福祉法人、特定非営利活動（NPO）法人などが運営し、2019（令和元）年 5 月現在、全国で 334 ヵ所の障害者就業・生活支援センターが設置されている。

E. 障害福祉サービス事業所・障害者支援施設の役割と活動の実際

　障害者総合支援法の前身である障害者自立支援法では障害者の就労支援が抜本的に強化され、それまでの授産施設や福祉工場などの障害者福祉施設体系が、就労支援移行事業所、就労継続支援事業所などの新しい障害福祉サービスの事業所体系に移行し、現在の障害者総合支援法に至っている。地域の障害者の雇用を進めるためには、こうした福祉施策と前述の職業リハビリテーション機関など雇用施策との連携の必要性が強く打ち出されている。

[1] 就労移行支援事業所

就労移行支援事業所

　一般就労などを希望する障害者を対象として、就労に必要な知識や能力の向上を図るための支援を行い、企業就労に移行することを目的とした事業を行っている。事業所内や企業における作業や実習、適性に合った職場

探し、就労後の職場定着のための支援などを通して障害者の就労・定着を目指していく。標準的な利用期間は24ヵ月以内と設定されていて、障害者と事業所との雇用契約はない。事業の運営にあたっては、ハローワークや障害者就業・生活支援センターなどの就労支援機関と連携しながら支援を提供している。

［2］就労継続支援事業所A型（雇用型）

　就労継続支援事業A型（雇用型）は、就労移行支援事業の利用や、特別支援学校を卒業後に就職活動を行ったが企業就労に結びつかなかった障害者および企業などで就労経験があるが現在は雇用関係のない障害者を対象としている。事業所内で雇用契約に基づく就労の機会を提供する事業であり、一般企業への移行に向けた支援を行う。事業者は障害者と雇用契約を締結するため、労働基準法などの労働関係法規の適用を受け、利用期間の定めは特にない。

［3］就労継続支援事業所B型（非雇用型）

　就労継続支援事業B型（非雇用型）は、就労経験はあるが年齢・体力の面で一般企業に雇用されることが困難になった障害者や、就労移行支援事業を利用した結果の本事業の利用が適当と判断された障害者を対象としている。事業所内で就労の機会や生産活動の機会を提供する事業であり、この事業所内で就労への能力が高められた障害者については、就労継続支援事業A型（雇用型）や企業に向けての支援を行う。なお、本事業は事業者と障害者との雇用契約はなく、利用期間の定めもない。

［4］地域活動支援センター

　地域活動支援センターは、障害者総合支援法の中で地域生活支援事業の1つに位置づけられていて、障害者が地域で自立した日常生活、社会生活を送ることができるよう支援している。創作活動や生産活動の提供、社会との交流の促進などの基礎的事業に加え、職業相談、地域住民ボランティアの育成、障害理解への普及啓発活動、機能訓練などの基礎的事業を充実させるための機能強化事業があり、事業内容に応じてI～III型までの3類型がある。

F. 就労支援サービス機関とサービス内容

　表5-1-2は、これまで解説してきた各就労支援機関とその支援サービス

表 5-1-2　障害者の就労支援のためのサービス内容と支援機関

①就職に向けての相談	
就労に関するさまざまな相談支援	障害者就業・生活支援センター
職業相談・職業紹介	ハローワーク
職業カウンセリング、職業評価	地域障害者職業センター
障害者相談支援事業	市町村等の相談支援事業者

②就職に向けての準備・訓練	
地域障害者職業センターにおける職業準備支援	地域障害者職業センター
医療機関などとの連携による精神障害者のジョブガイダンス事業	ハローワーク
就労移行支援事業	就労移行支援事業者
公共職業訓練	障害者職業能力開発校など ハローワーク
障害者の態様に応じた多様な委託訓練	障害者職業能力開発校（委託訓練拠点校） ハローワーク
職場適応訓練	都道府県、ハローワーク

③就職活動、雇用前・定着指導	
求職登録、職業紹介、継続雇用の支援	ハローワーク
障害者試行雇用（トライアル雇用）事業	ハローワーク
職場適応援助者（ジョブコーチ）支援事業	地域障害者職業センター 社会福祉法人など
精神障害者の職場復帰支援（リワーク支援）	地域障害者職業センター
就業面と生活面の一体的な支援	障害者就業・生活支援センター

④離職・転職時の支援、再チャレンジへの支援	
職業相談、職業紹介、雇用保険の給付	ハローワーク
就労継続支援事業 A 型（雇用型）	就労継続支援 A 型事業者
就労継続支援事業 B 型（非雇用型）	就労継続支援 B 型事業者

⑤事業主への支援	
求人受理、職業紹介（仕事と障害者とのマッチング）	ハローワーク
障害者試行雇用（トライアル雇用）事業	ハローワーク
雇用管理などに関する専門的な相談・助言 雇用管理サポーターによる支援	地域障害者職業センター
特定求職者雇用開発助成金 障害者初回雇用奨励金（ファーストステップ奨励金） 障害者トライアル雇用奨励金	都道府県労働局、ハローワーク
障害者雇用納付金制度に基づく各種助成金	（独）高齢・障害・求職者雇用支援機構

出典）『障害者の雇用支援のために（平成 23 年度版）』[2] をもとに筆者が作成.

の内容について、就労支援におけるプロセスの順を追ってまとめてみたものである。地域において効果的に就労支援を進めていくためには、さまざまな支援機関が相互に連携を取りながら支援を行う必要がある。また、就職を希望する障害者に対する支援だけではなく、受け入れ側の事業主に対しても多くの支援サービスメニューが準備されている。

G. その他の機関の役割と活動の実際

発達障害者支援センター

［1］ 発達障害者支援センター

　発達障害者支援法に基づき設置されていて、発達障害者がライフステージの各段階で抱えるさまざまな課題に対して、総合的な支援を実施するための地域の拠点となっている。日常生活における相談支援、発達支援・療育方法に関する相談やアドバイス、発達障害の理解と普及啓発活動、また、就労に係る課題についても、地域の就労支援機関と連携しながら支援が行われている。

難病相談支援センター

［2］ 難病相談支援センター

　難病患者やその家族に対する支援機関として、療養や生活をしていく上での課題の解決を図るとともに、電話や面接による相談、患者会の交流促進、就労支援活動など難病患者が抱えるさまざまなニーズに対応した相談支援を行っている。

［3］ 福祉事務所

　社会福祉法に基づき社会福祉行政の第一線の機関として都道府県および市町村（特別区を含む）に設置されている。社会福祉主事などの専門職員が配置され、特別の配慮を必要とする生活保護受給者、障害者、高齢者などに対する援護、育成、更生の業務を行っている。就労支援については、ハローワークとの連携による生活保護受給者等就労自立促進事業や就労支援プログラムを実施している。

引用参考文献　　1）独立行政法人高齢・障害者雇用支援機構『障害者職業生活相談員資格認定講習テキスト（平成30年版）』2018.
2）厚生労働省・独立行政法人高齢・障害者雇用支援機構『障害者の雇用支援のために―事業主と障害者のための雇用ガイド（平成23年度版）』2011.
3）内閣府『平成30年版障害者白書』2018.

ジェネリックポイント

病院のデイケアに通う精神障害者ですが、一般企業での就職を考えています。これまで就労経験が全くないため、どのように就職活動を進めたらよいのかわかりません。また、地域にはどんな就労支援機関があり、そこでの支援サービスの利用方法について教えてください。

地域での障害者の就労支援機関として、ハローワークを始めとして地域障害者職業センター、障害者就業・生活支援センターなどがあります。

　まず、近くのハローワークの専門援助部門の窓口で相談してみましょう。ハローワークでの就職活動が思うように進まなかったり、自分がどんな仕事が合っているかわからない場合は、地域障害者職業センターで職業相談や職業評価を受けてみてください。地域障害者職業センターでは、その人がどんな仕事に向いているのか、どんな職業に興味があるのかといった職業適性や興味を明らかにし、その人の希望も考慮に入れながら職業リハビリテーション計画と呼ばれる、就職を目指していくための支援計画を立てます。その計画をもとに就職のための活動を進めていくことになりますが、必要に応じて地域障害者職業センターの支援メニューである職業準備支援やジョブコーチによる支援などを利用することになります。

　また、ハローワークを窓口に実施されている医療機関とハローワークの連携による就労支援モデル事業や障害者試行雇用（トライアル雇用）事業も活用できます。

　障害者就業・生活支援センターでは、就業面での支援とあわせて、生活面における支援を、地域の関係機関と連携しながら行っています。

　その他、障害者総合支援法に基づく就労移行支援事業所においては、一定期間必要な訓練を通して就労支援を実施しています。

　こうした地域における就労支援機関の役割や機能をよく理解した上で、自分に合った就労支援機関や支援サービスを有効に活用したいものです。

　なお、最初に就労支援機関へ相談に訪れる際には、本人が通う病院の精神保健福祉士など本人の障害状況をよく理解している人ができるだけ同行することが望ましいでしょう。

A. 低所得者等への施策に係る専門職の役割

[1] 福祉事務所

生活保護は日本国憲法が規定する理念に基づき、「困窮の程度に応じ、必要な保護を行い、その最低限度の生活を保障するとともに、その自立を助長する」制度であり、1946（昭和21）年に制定され、1950（昭和25）年に全面改訂された「生活保護法」の下で実施されている。

生活保護法

病気、失業などによる困窮の他に、「行政機関は母子家庭と寡婦の福祉増進の責務があること、子育て・生活支援、就労支援、養育費の確保、経済的支援および行政機関での総合的自立支援体制の整備が必要である」とする「母子及び寡婦福祉法」（2002〔平成14〕年に父子家庭も対象となった）を反映した内容が含まれている。都道府県が作成する「母子家庭および寡婦自立促進計画」により、国は福祉サービスの提供、職業能力の向上について支援を行うとされている。

母子及び寡婦福祉法

生活保護を実施する機関は都道府県知事、市長および福祉事務所を管理する町村長であり、福祉事務所がその実務を取り扱っている。福祉事務所は社会福祉事業法（現在の社会福祉法）に規定された福祉に関する事務所として1951（昭和26）年に創設されたものである。

福祉事務所

福祉事務所にはケースワーカー（社会福祉主事）が配置され、その職務は、生活保護法、児童福祉法、母子及び寡婦福祉法、老人福祉法、身体障害者福祉法および知的障害者福祉法に定められた援護、育成または更生に関する業務を行うとされている。

社会福祉主事

身体障害者福祉法

知的障害者福祉法

社会福祉主事になるための資格は「社会福祉主事任用資格」であるが、これは福祉事務所のケースワーカーとして任用される際の要件を充たすものであり、それ以外の面での資格の特典は存在しない。

社会福祉主事の任用については「年齢が20歳以上の地方公共団体の事務吏員又は技術吏員であって、人格が高潔で、思慮が円熟し、社会福祉の増進に熱意があり、かつ、1. 学校教育法に基づく大学、旧大学令に基づく大学、旧高等学校令に基づく高等学校又は旧専門学校令に基づく専門学校において、厚生労働大臣の指定する社会福祉に関する科目を修めて卒業した者、2. 厚生労働大臣の指定する養成機関又は講習会の課程を修了した

者、3. 社会福祉士、4. 厚生労働大臣の指定する社会福祉事業従事者試験に合格した者、5. 前各号に掲げる者と同等以上の能力を有する者として厚生労働省令で定める者、のいずれかに該当する者のうちから任用しなければならない」とされている。しかし、大学などにおいて、厚生労働大臣の指定する社会福祉に関する科目の中から3科目を履修することでも認定されるため、専門的な業務を行う基盤としては不十分であり、社会福祉士の国家資格を要件とすべきとの意見も出されている。

福祉事務所に配置されたケースワーカーとして、生活保護に関する業務にあたるのは、現業員と査察指導員とされている[1]。

(1) 現業員

生活相談の面接を行う体制は自治体ごとに異なる。専任の担当者を決めたり、1日ごとに交替制を取ったり、行政に対する相談一般の窓口の中で対応するなどである。

面接では相談者の訴えを聴取して、相談者の置かれた状況を理解するとともに、受容の姿勢を示すことが重要である。直接の支援策が見つからない場合でもともに解決策を模索することが重要である。また、潜在的な問題や隠れたニーズを発見し、明確にすることも必要である。

面接段階の留意点として、相談者の生活保護申請の権利を阻害してはならないこと、自己決定権を尊重することなどが挙げられる。

現業員にとって重要な役割は相談者の受給資格認定であり、査察指導員からのスーパーバイズを受けながら、認定に先立つ調査を行わなければならない。調査は基本的には訪問調査の形によってなされることが多い。生活保護の「補足性の原理」を受けて調査を行うために、他の行政機関にはない個人に対する強い権限が与えられている。自立の助長を図るためには、病状や稼働能力を把握するための検診命令を行うなど、指導・指示を行うことができるとされている。また、経済状況を含む相談者のトータルな状況を把握するには児童相談所、保健所など、公的機関からの情報収集や各機関との連携も必要になる。

ケース会議で調査結果や援助計画を報告し、査察指導員からの指導を受けながら、必要な調整や決定（保護費の支給など）を行い、相談者へのサービスを提供することになる。

援助計画に基づいて援助を実施した結果については、定期的に状況を確認し、受給者が満足している点を確かめ、不満足な点や自立に向けた条件がどのように整ってきたのかについてもモニタリングしなければならない。

(2) 査察指導員

福祉事務所には現業員のケースワーカー数人に対して、1名以上の査察

3科目
社会福祉法19条2項を受けた政令によって、社会福祉に直接関連しない「法学」「経済学」「心理学」「社会学」「教育学」「栄養学」などを含む広範囲な指定科目の中から選択すればよいことになっている。また、大学によって科目名称が異なる場合に対して読み替え可能範囲も示されている。

現業員

自己決定権

補足性の原理

査察指導員

指導員が配置されている。査察指導員は豊かな現業員経験を持ち、係長、課長などの職位に就いていることも多い。

　査察指導員は自らもケースを担当し、面接、調査、ケースワークを行いながら、現業員が調査してきた内容や処遇のプランに対して、より広い視野と深い洞察を持ってスーパーバイズを行い、福祉事務所としての決定を導く役割を果たす。

　また、受給者のために連携が必要になった際の機関同士の連絡、調整、協働のために、中心となって関係機関に呼びかけてケース会議の開催を進めることになる。受給者の抱える問題が複雑になるほど、各種の社会資源、すなわち、医療機関、公的施設、学校、各種施設、民生委員、民間事業者、地域の団体などとの連携の必要性が高くなっている。

　福祉事務所の現業員、査察指導員は行政に属するソーシャルワーカーとして、民間施設に所属するソーシャルワーカーには果たせない役割が求められる。公的扶助にかかわる業務はもちろんであるが、より複雑な課題を持ち、特定のサービスや援助のみでは対応し切れないケースや広汎で専門的な資源の動員が必要になるケースに対応することも求められる。

　管理的立場にある査察指導員には、そうした連携の基盤づくりや地域全体の問題を抱える個人や世帯の状況、雇用事情、職業能力開発などの状況を調査、把握し、プログラムを作り、それを推進していくという責任も生じている。

(3) 就労支援における福祉事務所の役割

　人口の高齢化や家族形態の変化、不況や過疎などの影響で生活保護を受ける世帯や受給者数は近年、大きく増加してきた。

　こうした状況に対し、厚生労働省は、自立支援を効果的に進めるために2005（平成17）年度に自立支援プログラムを導入した。このプログラムでは生活保護の実施機関が被保護者の状況や自立阻害要因について類型化を図り、「プログラム」を作成して自立支援の具体的内容や実施手順などを定め、被保護者に必要な支援を組織的に実施することになった。

　自立支援プログラムの1つである就労支援プログラムでは、担当者それぞれに個別支援プログラムを作成し実施され、就労支援員などを配置し活用した支援プログラムや福祉事務所の地区担当ケースワーカーによって実施される求職活動支援（地区担当員プログラム）、そして就労意欲の形成を目的としたプログラムなどが挙げられる。

　「母子及び寡婦福祉法」に基づいた「母子自立支援員」は原則として福祉事務所に配置され、「職業能力の向上及び求職活動等就業についての相談指導等」を行っており、2007（平成17）年度に創設された「母子・父

子自立支援プログラム策定事業」がある。この事業では、自立支援プログラム策定員を配置し、児童扶養手当受給者に対し、個別面談を通して、生活状況および就業意欲そして資格取得などについて確認をする。そして個別に基づく自立支援プログラムを策定し、策定後は継続的にフォローなどを行っていく。この事業の中では、福祉事務所の「担当コーディネーター」とハローワーク側の「就労支援ナビゲーター」が窓口となり緊密な連携を取る形が採られた。

コーディネーター
就労支援ナビゲーター

また、2006 年度には福祉事務所による若年無業者などへの自立支援のための「若年者就労支援プログラム」も策定された。

若年者就労支援プログラム

その後の各種の施策（「就労支援アクションプラン」など）においても、福祉事務所のコーディネーターと、ハローワークの就労支援ナビゲーターが連携の中心となり、支援チームを構成して継続的な肌理細かな相談、就労支援サービス事業の活用、地域貢献活動との連携強化などが図られている。

［2］ 地方自治体職員や社会福祉協議会・社会福祉法人等の就労支援員

就労支援を必要とする人びとに対する施策は、国が法律で基本方針を示し、事業化し、県や地方自治体が措置を講じ、実施されている。

たとえば、2012（平成 24）年 9 月に「母子家庭の母及び父子家庭の父の就業の支援に関する特別措置法」が成立し、地方自治体は「職業能力の開発及び向上の支援その他母子家庭の母及び父子家庭の父の安定した就業を確保するための支援」を行うこととされた。したがって、福祉領域の部署の職員であっても、それまで就労支援の業務とは関係が薄かった職員も就労支援に関する実情を把握し、就労支援サービスを提供することが必要になったと考えられる。

また、生活保護受給世帯となってしまう前の段階で自立支援策を強化するために、2013（平成 25）年に「生活困窮者自立支援法」が制定された。これにより、福祉事務所設置自治体は「自立相談支援事業（必須事業）」や「就労準備支援事業（任意事業）」などを実施することになったが、自治体直営の他、社会福祉協議会や社会福祉法人等への委託も可能とされた。自立相談支援事業には、以下の支援員が配置される。

相談支援業務のマネジメントや地域の社会資源の開発を行う「主任相談支援員」、相談支援全般にあたる「相談支援員」、就労支援に関するノウハウを有する「就労支援員」などである。

就労支援員

このように、生活困窮者に対する就労支援においては、地方自治体や社

会福祉協議会の就労支援員が「第2のセーフティネット」を機能させるための重要な鍵を握っている。

B. 障害者福祉領域に係る専門職の役割

[1] 就労支援サービス事業所の専門職の種類と役割

障害者福祉施策における、施設福祉から地域福祉、措置制度から契約制度の潮流に沿った、「障害者自立支援法」の制定・施行は障害者福祉サービスの体系に大きな変革をもたらした。

障害者自立支援法

居宅サービスと施設サービスの区分の下に、障害の種類別に設置されていた、療護施設、更生施設、授産施設、福祉工場、通勤寮、生活訓練施設などの施設体系は廃止され、新サービスへの移行後は、日中活動の場における生活介護、自立訓練、就労支援のための事業、地域生活支援の事業と、住まいの場における施設入所支援、またはケアホーム、グループホーム、福祉ホームなどでの居住支援として、事業単位別のサービス体系となった。障害福祉サービス事業は日中のサービスと夜間のサービスに区分され、それぞれの事業は部門ごとに独立的に運営されねばならなくなった。これに伴って、障害者福祉施設には、事業ごとに一定の資格要件を満たすサービス管理責任者を配置しなければならなくなった。このことは障害福祉サービス事業に新規参入が可能になった株式会社、NPO法人においても同様である。

居宅サービス

施設サービス

グループホーム
ケアホームは2014年4月にグループホームに統合された。
➡ p.160

そして、サービス管理責任者の下で、就労支援の業務に従事する職員には「就労支援員」などの呼称が与えられ、その役割の理解と実践的な技術習得のために、都道府県レベルでの研修も行われている。

(1) サービス管理責任者

「障害者自立支援法」によって、障害福祉サービス事業を行うためには、指定障害福祉サービスの管理上、サービス管理責任者が配置されなければならなくなり、「指定障害福祉サービスの提供に係るサービス管理を行う者」の要件は、厚生労働大臣が定めるものなどとされた。

サービス管理責任者となる要件は「障害者の保健・医療・福祉・就労・教育の分野における直接支援・相談支援などの業務における実務経験（3～10年）」とされ、「サービス管理責任者研修」を修了の後に、事業所への配置が可能になるとされている。

2006（平成18）年には、「サービス管理責任者研修」が実施された。共通講義と分野別演習（領域別）から構成されていた。

サービス管理責任者に必要な実務経験は、相談支援業務、直接支援業務、

有資格者などに区分され、それぞれ5年以上、10年以上、5年以上の実務経験年数が必要と定められている。

多機能型

多機能型の運営において複数種類の事業のサービス管理責任者を兼務する場合は、「サービス管理責任者研修」のうち、該当する種類の事業に係るすべてのカリキュラム（分野別のカリキュラム）を修了することが必要になるが、事業開始後3年間は、少なくとも1つの種類の事業に係る研修を修了していればよいことになった。

サービス管理責任者となるための実務経験は、社会福祉主事任用資格を有する者、訪問介護員2級以上に相当する研修を修了した者、医師、看護師、作業療法士、社会福祉士、介護福祉士、精神保健福祉士を含む国家資格を有する者、施設などにおける相談支援業務、就労支援における相談支援業務、特別支援教育における進路相談・教育相談の業務に従事した機関が1年以上である者、であって、経験年数が5年以上である。

「就労支援のための事業」を行う福祉サービス事業所のサービス管理責任者はそれまでの実務経験を活かし、障害者の就労支援のための新しい体系を理解して、就労移行支援事業、あるいは就労継続支援事業を効果的に進めることが求められている。

(2) 福祉サービス事業所の「就労支援員」など

「障害者自立支援法」以前の障害者更生施設（身体障害、知的障害）、授産施設（身体障害、知的障害、精神障害）、福祉工場（身体障害、知的障害、精神障害）には、生活指導員、作業指導員、職業指導員などとして、社会福祉領域以外の多様な経歴を持つ職員が配置され、また、施設内での多様な役割を担ってきたといえる。

就労継続支援A型（雇用型）

就労継続支援B型（非雇用型）

障害者総合支援法に基づく指定社会福祉サービス事業所となった施設が就労支援事業として行う事業には、就労移行支援事業と就労継続支援事業（A型、B型）があり、これに携わる担当者として、障害者就労支援員などが位置づけられることになった。就労支援サービスに特化して、ますます質の高いサービス提供が求められることになるが、「社会福祉施設等調査」によれば、2017（平成29）年9月時点での就労支援関連施設の利用者は、就労移行支援事業所3万3,179人、就労継続支援A型事業所7万684人、就労継続支援B型事業所25万8,357人となっている。

訪問型職場適応援助者

障害者就労支援員として、就労支援サービスを提供するにあたっては、相談、指導、訓練、就職支援サービスの提供という一連のサービスを提供することになる。そうした役割を効果的に果たす典型として「ジョブコーチ（制度としてではなく機能として）」を考えることができる。実際に、「厚生労働省の定める養成研修」を受講して、「訪問型職場適応援助者」

や「企業在籍型職場適応援助者」として質の高い支援を目指す人びとも増加している。

(3) 相談支援事業所の相談支援担当者

「障害者自立支援法」（現、障害者総合支援法）による障害者福祉サービスの新体系への移行に伴って、個別に支給決定が行われる障害福祉サービスと市町村の創意工夫により、利用者の状況に応じて柔軟に実施できる地域生活支援事業に大別された。

市町村は、地域生活支援事業として市町村に一元化された相談支援事業を、都道府県知事によって指定された相談支援事業者に委託して行うことができるとされている。そこで、相談支援事業者は相談支援事業や支給決定のためのアセスメントなどを市町村に代わって行うことになり、相談支援担当者は、市町村が設置した「障がい者と共に生きる支援協議会」などと協働しながら、3障害のすべてに対応して、相談、情報提供・助言、連絡調整、地域のネットワークづくりを担当することになっている。

したがって、就労に関する相談、就労移行支援事業や就労継続支援事業の利用に係る相談についても、総合的な相談支援の中で扱われることになり、社会生活力を高めるための支援、ピア・カウンセリング、権利擁護のために必要な援助などと同様に、十分にその機能が発揮されることが必要になる。

［2］ 障害者サービス機関などの専門職の役割

障害者に対する相談・援助業務や心理・職能判定業務は、障害者の地域生活支援、就労準備のために不可欠であり、職業的自立に向けた支援としても重要な意味を持っている。また、それらに付帯して障害者の就労支援が部分的に行われてきた経緯もある。ここでは、それらの中から、身体障害者福祉司、知的障害者福祉司、発達障害者支援センター就労担当職員を取り上げる。

(1) 身体障害者福祉司

「身体障害者福祉法」に則って、都道府県や身体障害者福祉司が配置されている市町村の福祉事務所および身体障害者更生相談所には、身体障害者福祉司が身体障害者の福祉に関する専門的業務に携わっている。特に、都道府県の身体障害者福祉司は「専門的な知識及び技術を必要とするものを行うこと」が定められている。身体的障害者福祉司に任用されるためには、社会福祉主事たる資格を有して身体障害者の更生援護その他その福祉に関する事業に2年以上従事した経験を有するものであるなどの条件がある。

(2) 知的障害者福祉司

「知的障害者福祉法」によって、「都道府県は、その設置する知的障害者更生相談所に、知的障害者福祉司を置かなければならない」と定められている。また、市町村の設置する「福祉事務所に、知的障害者福祉司を置くことができる」とされている。

知的障害者福祉司に任用されるためには、社会福祉主事たる資格を有して知的障害者の福祉に関する事業に２年以上従事した経験を有することなどの条件がある。

(3) 発達障害者支援センター就労担当職員

「発達障害者支援法」に基づいて都道府県や政令指定都市が直営、または委託して運営している「発達障害者支援センター」には、就労担当職員１名が配置されている。独自の研修体制は準備されていないが、各種の研修を利用して、発達障害者に就労支援を行うための知識や情報を得て、発達障害者の相談支援と支援の実務を担当している。

［3］ 他の関連機関における専門職

総合リハビリテーションセンターや民間病院などで、身体障害者に対する医療リハビリテーションに引き続き、社会復帰、職業復帰などに専門職として作業療法士と医療ソーシャルワーカーが大きな役割を果たしてきた。

また、精神科領域での地域生活支援や就労準備などにかかわってきた専門職としては、作業療法士、精神科ソーシャルワーカー、保健所の保健師が挙げられる。

医療ソーシャルワーカー
medical social worker:
MSW

精神科ソーシャルワーカー
psychiatric social
worker: PSW

保健師
public health nurse

作業療法士
occupational therapist:
OT

(1) 作業療法士

作業療法とは「身体又は精神に障害のある者に対し、主としてその応用的動作能力又は社会的適応能力の回復を図るため、手芸、工作その他の作業を行わせること」とされ、作業療法士は医師の指示の下で作業療法を行う専門職である。

その技術領域は身体障害者と精神障害者領域に別々の源流を持っているが、身体障害者に対するリハビリテーションとしては、職業前訓練の対象は稼働年齢であり、就労を希望するすべての対象者に対して、対象者が地域社会で生活し、何らかの仕事を得ることを望んだときから集中して専門的支援を行うとされる。

そうした援助過程では、情報収集、面接を行い、身体機能、精神機能、生活動作能力、高次脳機能、作業能力を把握し、職務や職場環境などの評価を行い、本人の機能水準に合わせた福祉用具の活用、筋力の回復、家事能力、自立生活技能、学習能力を開発し、それらの開発された技能を活か

せるように就労生活の維持（職場定着）に向けた支援を行うとされる。

(2) 医療ソーシャルワーカー

医療ソーシャルワーカー

　医療ソーシャルワーカーは、病院などに所属して、療養中の患者などに対して、心理的・社会的問題解決に向けた調整や援助、退院援助、社会復帰援助、受診・受療援助、経済的問題の解決に向けた調整や援助、さらに地域活動を行う専門職である。

　ソーシャルワークの専門家として、社会福祉士養成課程の中で援助技術の習得が必須の条件であり、ジェネリックなソーシャルワーク技能を基礎に、患者の主体性の尊重、プライバシーの保護、個別援助、他の医療・保健スタッフとのチームワーク、医師の指示を受けた受診・受療援助、問題予測と計画作成、ケース記録作成を行うことが重要である。

　医療ソーシャルワーカーの職業リハビリテーション関連業務についての調査結果からは、職業リハビリテーションの情報提供、就労・再就労に向けたニーズアセスメント、ニーズに見合った職域開発などの8項目が示されている [3]。

(3) 精神科ソーシャルワーカー

精神科ソーシャルワーカー

　精神科ソーシャルワーカーは、精神科の医療機関や精神障害者リハビリテーション施設で、ソーシャルワーカーとして働く専門職であり、精神障害者の保健および福祉に関する専門的知識と技術をもって、精神科の医療機関や社会復帰施設を利用している精神障害者の相談に応じ、援助を行うことを業務とする。

　精神保健福祉士の国家資格制度は社会福祉士から独立して制定されているが、社会福祉士を基礎的な資格として、その上にスペシフィック・ソーシャルワーカーの役割を、2層構造で捉えようとする考えも広く支持されている。

　精神障害のある人びとにおいては、生活上の困難が大きく、対人技能面の課題も大きい。そのためのストレスも発生しやすく、服薬を忘れば再発しやすいために服薬習慣の確立も大きな意味をもっている。すなわち、ストレスに対する脆弱性があり、身体的疲労やストレスに弱く、服薬を怠っ

ストレスマネジメント

社会生活技能訓練
social skills training:
SST

たり、適切なストレスマネジメントがなされなければ容易に発病、再発する。したがって、生活リズムの確立や服薬習慣の確立、社会生活技能訓練や認知行動療法などを利用できることは重要である。

　また、働くことは精神障害からの回復の点からも大きな意味を持つことが認められている。しかし、一足飛びにフルタイム雇用に走らず、段階的な移行を考慮するなどが必要とされ、安定的な就労に向けた支援は短期集中的な対応では実を結びにくいことも明らかになっている。

(4) 地域の保健師、産業保健師

保健師は看護大学や保健師養成校で、地域看護学、公衆衛生看護学を中心に所定の専門教育を受け、保健師国家試験に合格して得られる国家資格である。地区活動や健康教育・保健指導などを通じて疾病の予防や健康増進などの公衆衛生活動を行う看護師である。

保健師は主に自治体の保健所や市町村保健センターに勤務する地域の保健師、企業の産業保健スタッフとして勤務する産業保健師、大学などで学生と教職員の心身の健康保持にあたる学校保健師に大別される。地域の保健師には保健所保健師、市町村保健師、国保保健師が含まれたが、国保保健師は市町村保健師に統合されるに至っている。

地域の保健師
産業保健師
学校保健師

保健所や保健センターに勤務する保健師は訪問指導の対象に精神病者も含まれたことから、精神障害者の退院後の生活支援やデイサービスの中でのSSTなどを行って地域生活支援を行ってきた。

また、最近では企業内で発病した精神疾患のために入院や休職をした従業員の職場復帰も重要な課題となっており、企業内のメンタルヘルスのスタッフとして独自に相談を受け、支援するだけでなく、リワーク支援の中で職業リハビリテーションとかかわる機会も多くなってきている。

C. 職業リハビリテーションに係る専門職の役割

わが国の障害者の職業リハビリテーションにかかわる制度は旧労働省の管轄であったことから、主として、障害者の雇用促進と雇用の安定に向けられ、専門職もそうしたサービスの提供者として位置づけられてきた。

職業リハビリテーション機関における専門職として、ここでは、(1) ハローワーク（公共職業安定所）担当者、(2) 障害者職業カウンセラー、(3) 職場適応援助者（配置型ジョブコーチ）、(4) 職業準備支援担当者、(5) リワークアシスタント、(6) 障害者職業能力開発施設の訓練指導員、(7) 他の障害者職業能力開発の担当者、(8) 障害者就業・生活支援センター（就労支援担当者・生活支援担当者）を取り上げる[2]。

配置型ジョブコーチ

(1) ハローワーク担当者

ハローワークの正規職員は「職業安定法」に定められた業務を担当する国家公務員である。ハローワークの中心的業務は、企業からの求人と仕事を求める求職者の仲介を行う職業紹介であるが、その他にも、事業所からの雇用保険料徴収、失業者への失業給付、職業訓練が必要と認められた求職者への職業訓練受講の指示と訓練手当ての支給、トライアル雇用制度などの適用、各種助成金の支給に関する業務など多岐にわたる。

職業安定法

障害者からの職業相談や就労支援のために、就職促進指導官、雇用指導官の他に、専門スタッフとして、障害者専門支援員、精神障害者就職サポーター、手話協力員が配置されている。また、生活保護受給者への自立支援、母子家庭就業支援プログラムや若年者就労支援プログラムに対応するためには、自立支援コーディネーターなどが配置されている。

ハローワークを訪れた求職者に対する面談を通じて、求職、就労支援に関するニーズの確認と求職者の把握が支援の出発点となる。さらに、必要に応じて、求職者に関連する諸機関からの情報収集や関係者との連絡・調整を行うことになる。

職業指導・相談では面接の中で、本人の希望領域、職業適性や能力、職務経験や技能、利用機関・施設、本人の自己理解の程度などが把握される。また、求職者の把握のために、各種機関・施設からの情報収集も行われる。

それらの情報と労働市場の中にある職種とをマッチングさせ、実際に求人が出ている職種を検索し、照合する。就職の可能性がある求人に対し、求人中の事業所に連絡をとり、職業紹介を行う。紹介先の事業所にハローワーク職員や利用機関の関係者が同行する場合もある。

マッチングできた職種があっても求人がない場合や本人の希望に合うものがなかった場合は、相談を継続しながら、求人開発・求人開拓を行うことになる。また、技能習得を図るために職業能力開発校などと連携を取ることになる。

他機関・施設で職業リハビリテーションサービスを受けている間にも、ケース会議あるいはネットワーク会議が招集される場合には出席を求められ、就職活動にタイミングに合わせた求人（職場）開拓を要請されることにもなる。

特定求職者雇用開発助成金

職場適応訓練

トライアル雇用

精神障害者等ステップアップ雇用

そうした求人開拓過程のほとんどでは、雇用条件面で求職者の条件と求人事業所側の条件を調整することが必要になり、特定求職者雇用開発助成金、職場適応訓練、トライアル雇用、精神障害者等ステップアップ雇用などの制度活用や、障害者作業施設設置等助成金、障害者介助等助成金などの助成制度について周知させることも重要となる。

就職後の助言と指導は、職場生活への適応が危惧される障害者について、職場適応の条件を向上させ、望まない形の離転職を未然に防ぐために、事業所からの事前の了解を得て、事業所を訪問して行う。

障害者雇用率が未達成な事業主に対する雇用率達成指導も重要な役割となっている。職業紹介その他の業務の対象範囲が拡大するにつれて、難しい課題を抱える人びとへの支援が増加しており、より高い専門的支援が必要とされてきている。

(2) 障害者職業カウンセラー

地域障害者職業センターに配置された、障害者に対する職業リハビリテーションサービスの専門職種である。地域障害者職業センターは各都道府県の中心的な都市に設置され、その運営は独立行政法人高齢・障害・求職者雇用支援機構によって行われ、ハローワーク、障害者職業能力開発校、障害者就業・生活支援センターなどと密接な連携を持って進められている。

障害者職業カウンセラーとして仕事をするためには、大学で福祉、教育、心理などを専攻し、障害者職業カウンセラー補として採用され、厚生労働大臣の指定講習の１年間に理論学習や実務研修を経た後で、業務に就くことになる。

一般的な業務の流れは、インテーク、職業評価、職業リハビリテーション計画の策定、リハビリテーションカウンセリング、職業準備支援、リワークなどの担当、職場を利用した訓練・評価（職場実習、職務試行、トライアル雇用など）、事業所への同行などの就職支援、雇用に伴う支援（ジョブコーチ）、就職後の適応支援、などである。

①インテーク

主訴を把握し、センターにおける業務の対象とすることが適当かどうか判断するために行われる。来所者の気持ちに配慮し、コミュニケーション手段にも配慮し、受容的に接してラポールの形成に繋がるようにしなければならず、関係機関への問合せに関する承諾を得ることも重要な点である。

②職業評価

各種の方法を通じて、職業生活における自立を効果的に実現できるように、利用者の自己理解を図りながら、適切な職業リハビリテーション計画を策定するために、主として利用者側の情報を収集する。

面接・調査は最も基礎的な評価法である。他機関からの情報や面接内容は、その間の行動観察と合わせて、職業的ニーズの把握、利用者の当面の就職の適否判断や訓練の必要性を考慮するために役立てられる。

心理的・生理的検査は、利用者の特徴を身体的、精神的、社会的、職業的側面について、客観的に整理し、職業的自立を図るうえで活用できる諸特性や支障となる点などを確かめる。ここで扱われるのは以下の４領域である。

身体的側面については、体格、筋力、身体機能、動作能力などを器具によって測定し、数値を求める。支障となる機能の残存機能とともに代替機能の実用性などを把握する必要がある。また、障害の種類、程度および年齢や想定される職業領域などによって、測定・検査項目を取捨選択し組み合わせを考慮して行わなければならない。

精神的側面では、標準化された検査を利用して、主に、知能、性格についての情報を収集する。知能検査によって、記憶、認知、判断、推理、思考などの知的機能の程度を確かめ、職業生活上の順応力を確かめ、性格検査などによって環境への適応に見られる全体的な特徴、個人の情緒的反応の特徴を捉えるものである。

社会的側面については、チェックリストなどによって、社会生活を営むための基本的能力や特性について明らかにすることを目指し、日常生活動作（ADL）、社会生活能力、移動能力、意思交換能力、作業能力、自己統制力、集団参加などが問題となる。さまざまな場面における行動観察も重要な役割を果たすことになる。

職業的側面は、職業適性検査などを利用して職業的な能力特性やそれらの水準を確かめ、ワークサンプルなどの作業課題では基本的な作業習慣や対人技能についての観察も行うものである。

③職業リハビリテーション計画策定とそれに伴うカウンセリング

職業評価過程で得られた資料や情報に基づき、職業リハビリテーション計画策定を行うことになる。そのために各担当者によるケース会議、外部からの出席者を交えた拡大ケース会議が開催される。この過程では職業評価の結果を本人や関係者と共有し、十分に話し合うことが必要である。本人の職業的に不利な結果を伝える際には、理解度、受容度を考慮しながら進めなければならない。確かめられた本人の長所や可能性に重点を置いて進めることが基本になる。職業リハビリテーション計画の策定は本人や関係者との十分な合意を得ながら進められなければならない。疾患名などをオープンにするかクローズにするかが大きな問題となる場合もある。

④職業リハビリテーションサービス提供に係る業務

策定された職業リハビリテーション計画に沿って提供する支援においては、各支援サービスを担当する障害者職業カウンセラーが中心となり、担当職員とともに実際の支援を提供する。

ワークトレーニング

それらは、知的障害者のためのワークトレーニング（準備支援）、精神障害者のための自立支援（職業準備支援）、ジョブコーチ支援、精神障害者のリワーク支援などである。

そうした支援提供の期間においては、必要となる事務書類の作成、支援経過の把握、支援利用者の状況変化の把握、支援の各段階におけるケース会議の開催、外部関係者との情報交換、利用者家族との連携、支援終了に備えた準備など、多様な役割を果たさなければならない。

⑤事業所との連携、事業所への支援

職業評価における職務試行法の利用、職業準備支援期間における職場見

学や講話のためには事業所の協力が不可欠であり、そのためには連携できる事業所を確保しておかなければならない。

　また、職場実習、トライアル雇用や、職場適応訓練の開始、途中段階、終了直前の段階において、事業所との細かなやり取りが必要になることも起きてくる。事業所との連携は雇用後の職場適応支援との関連でも重要であり、必要に応じてジョブコーチ支援も考慮しなければならない。

　そのためには、日頃から事業所の相談に応じ、情報提供に努め、時には、障害者雇用管理アドバイザーとともに事業所を訪問して、関係を深め、事業所が抱える課題に対して適切なアドバイスなどを行うことも重要な取組みになる。

障害者雇用管理アドバイザー

(3) 職場適応援助者（ジョブコーチ）

　地域障害者職業センターには職業適応援助者（配置型ジョブコーチ）が配置されており、必要に応じて社会福祉法人などに所属する「訪問型職場適応援助者」とも協働しながら、支援を提供できるようになっている。

　現在、ジョブコーチの養成研修は障害者職業総合センターで実施する本部研修と、地域障害者職業センターで実施する地域研修が組み合わせられて実施されている。その他に、NPO法人などの研修機関でも厚生労働大臣指定の研修が実施されている。

　ジョブコーチによる支援は、策定されたジョブコーチ支援計画に即して実施される。ジョブコーチが職場に出向いて行う支援は雇用の前後を問わず、必要なタイミングで提供される。支援は障害者本人に対してだけでなく、事業主や職場の従業員に対しても、障害者の職場適応に必要な助言を行い、必要に応じて職務や職場環境の改善を提案するなどによって行われる。

　職場での支援は、作業に関する不適応状態を分析（課題分析）し、障害者にわかりやすい作業手順を示し、他の従業員との共同作業や人間関係を調整し、本人の作業遂行と職場適応を支援する。集中的に改善を図る段階では週に3～4日間の訪問支援を行い、支援ノウハウを事業所側に伝授したキーパーソンの育成により、支援主体の移行を図る週1～2日の移行支援段階（フェイディング）を経て、支援対象者の職務遂行が安定し、職場内の支援が適切に行われるようになった（ナチュラルサポート）段階で終了する。標準的な期間は2～4ヵ月（最長8ヵ月）で設定されている。支援終了後においても適宜、必要なフォローアップを行い、不適応発生を未然に防ぐことに努める。

(4) 職業準備支援指導員

職業準備支援指導員

　地域障害者職業センターにおける職業準備支援事業は、職業準備性が不十分な利用者を対象に、実際の作業場面の条件に近づけた「ワークトレー

職業適応援助者（ジョブコーチ）
わが国では、配置型ジョブコーチの他に、社会福祉法人などに所属する訪問型職場適応援助者と事業主が自ら雇用する障害のある在職者のために配置する企業在籍型ジョブコーチが存在する。

ニング社」への通所と、そこでの作業を通じて、働く意欲、体力、耐性、危険への対応などの基本的労働習慣の体得、適切な作業態度や対人態度の体得、作業遂行力の向上などを目指す訓練プログラムである。

　知的障害者のためのワークトレーニングコースは、2週間〜12週間の範囲で設定され、通勤指導、作業支援、職業準備支援講座（職業に関する知識の習得）を行うことになる。

　職業準備支援指導員は基礎トレーニング期、集中トレーニング期、実践トレーニング期を通じて利用者への支援を進める。利用者の作業活動への支援、その間の観察・評価をもとに、観察評価結果を記録し、作業日誌を作成し、利用者との連絡帳の記入などが主な役割である。

　就職、復職を希望する精神障害者を対象とする職業準備支援事業は「精神障害者のための自立支援カリキュラム」として実施されている。16週間程度の期間に、簡易作業体験、レクリエーション活動、社会生活技能訓練（SST）、作業支援、職業準備支援講座が盛り込まれている。職業準備支援指導員には、精神保健の知識、自律訓練法やストレスマネジメントの技法も必要になる。

リワークアシスタント

リワーク

(5) リワークアシスタント

　精神障害者職場復帰支援事業（リワーク）は、休職中の精神障害者（主にうつ病者）が円滑に職場復帰できるよう、主治医や事業主との連携の下で、センター内での支援や復帰予定の職場での作業体験支援（リハビリ出勤支援）を提供する。障害者職業カウンセラーが3者（精神障害者、事業主、主治医）との相談を行って合意が形成されると、リワークアシスタントは障害者職業カウンセラーとともに、職業生活や対人関係についてのカウンセリング、アサーション・トレーニングやリラクゼーション法を取り入れた講習、復帰予定の職場を活用した支援などを通じて、職業生活リズムの構築および基礎体力の向上、作業遂行に必要な集中力、持続力の向上、不安を軽減し、ストレス場面での気分や体調の自己管理および対人対応力向上のための支援を行い、職場復帰後も必要に応じて継続的にフォローアップを行っていくものである。

アサーション・トレーニング
他者との関係を損なうことなく、自分の意見や要求を伝えられるようになることを目指す訓練。

(6) 障害者職業能力開発施設の訓練指導員

　「職業能力開発促進法」に基づき設置・運営されている全国の専修職業能力開発校は、必要な職業的技能習得を目指す障害者が身体的条件などの許す限り、訓練を受けることができる。しかし、それが困難な場合のために、障害者職業能力開発校として、国立・国営の2校、国立・県営の11校、県立・県営の6校が全国に設置されている。

　一般の公共職業訓練施設と同様に、職業能力開発促進法に規定された内

容に沿って職業訓練指導員が訓練を実施しており、訓練期間は職種により6ヵ月から2年となっている。当初は身体障害者を対象に設置されたが、現在はすべての施設において知的障害者を受講対象とした訓練科が設置され、精神障害者を受講対象とした訓練ノウハウの蓄積も進められている。

職業訓練指導員免許は、厚生労働省所管の職業能力開発総合大学校を卒業することによって与えられる他に、大学において専攻した教育内容に沿って認められる方法や訓練施設での経験を基礎として研修を受講して取得する方法がある。障害者の職業能力開発に携わる際にも、障害特性や指導技法に関する研修が行われてきた。

職業能力開発の期間においては、職業的技能の訓練とともに、体力訓練を含めた個別指導、職場における人間関係や職務態度など、雇用を継続するための心理面および社会面における特徴の評価・指導を行うことも重要視されている。また、職場適応性の開発のために、施設外の職場実習などが早期から取り入れられている。

職業能力開発の最終的評価として技能照査が行われ、その成績によって訓練修了が認定される。

(7) 他の障害者職業能力開発の担当者

障害者雇用納付金制度による助成を受けて、民間でも障害者の職業能力開発訓練を行っている。障害者雇用や雇用支援の経験を豊富に持つ事業者や機関が主体になって運営され、訓練担当者の経験も深く、OJTを活用した実践的な訓練となっており、訓練後の就職、職業自立の達成度も高い。

訓練内容は情報処理、OA実務、機械加工、食品関係、畜産、園芸などにわたっており、訓練期間は3ヵ月から2年の範囲で設定されている。

さらに、2003（平成15）年度に新設された「障害者の態様に応じた多様な委託訓練」は、ハローワークに求職登録を行い、職業的自立の意欲があり（介護支援中は難しい）、就労しようとの意欲が認められ、受講の斡旋を受けた障害者が一般職業能力開発校に入校して、そこから地域にある企業、社会福祉法人、NPO法人、民間教育訓練期間などへの委託（3ヵ月以内で1ヵ月あたり100時間が標準）によって設定された訓練内容を受講するものである。弾力的な設定が可能であり、集合訓練の座学、企業現場を活用した実践能力習得訓練、インターネットを利用した在宅訓練などが含まれている。この結果、訓練内容とする職業的技能の種類、程度も極めて多様となっている。

障害者の態様に応じた多様な委託訓練

このように、障害者の職業能力開発の場も多様化し、国内の各地域において、必要な内容で受講できる体制が整えられている。そこで、それぞれの専門的技能の内容を受講者の特性に応じてどのように計画し、進めたら

よいのかについてのノウハウの蓄積、普及が望まれるところである。

（8）障害者就業・生活支援センター（就労支援担当者、生活支援担当者）

障害者就業・生活支援センター

　障害者の就業促進、生活支援を、地域に密着して実施しようとする機関で、都道府県内の各福祉圏域に1ヵ所を目指して設置が促進されてきた。都道府県知事が指定した民法法人、社会福祉法人、NPO法人などによって運営されている。所長の下に、就業支援担当者（2～4名）、生活支援担当者（1名）が配置されている。

　就業支援担当者は就職や職業生活に関する相談を受けて自らが支援するだけでなく、他機関への専門的支援の依頼、関係機関との連絡調整を行うことが必要になる。就職に向けては、準備支援（職業準備訓練、職場実習の斡旋）、就職活動の支援、職場定着に向けた支援、それぞれの障害特性を踏まえた雇用管理についての事業所への助言、関係機関との連絡調整も必要とされる。

合理的配慮義務

　さらに、今後は「障害者雇用ノウハウが乏しい企業」に対する支援、差別禁止に抵触すること（合理的配慮義務に対する違反）[3]が起こらないように、必要な情報提供を行う役割も期待される。また、ハローワークと連携して企業の求人情報の収集を行い、職場実習指導や、障害者が仕事を覚えるまでの勤め始めの期間（初めての職場で不安を示した場合など）に、事業所、就労定着促進員、就労アドバイザーらと一緒に職場定着支援を行うとされている。

　利用者の障害種類は限定しないことから、担当者にはいろいろな障害についての基礎知識が必要で、同時に、就労支援のノウハウは当然ながら欠かすことができない。また、ケースマネジメントの技能が不可欠になる。研修を終えた「訪問型ジョブコーチ」の職員配置も進められてきているので、ジョブコーチ支援も含めたサービス提供の幅が広がっている。

D. いずれにも属さない就労支援の従事者

　これまでに述べた領域のいずれにも属さず、「就労支援に関わる専門職」とは呼びにくいが、まぎれもなく就労支援実務の担当者として考えられるのが、特別支援教育における「進路指導担当者」や「キャリアサポーター」などであり、障害者雇用事業所における「障害者職業生活相談員」

進路指導担当者
障害者職業生活相談員

や「企業在籍型職場適応指導員」である。それぞれ、異なる指定の講習会を経て資格が認定される[4]。また、「看護師」「社会福祉士」「精神保健福祉士」などの有資格者、特例子会社などでの指導・援助に関する実務経験者、障害者就労支援事業所での実務経験者などが「職場支援員」となり、

特例子会社

「障害者職場定着支援奨励金」の支給対象とされる場合も見受けられる。

引用参考文献
1) 厚生労働省「社会保障審議会　生活困窮者自立支援及び生活保護部会報告書」2017.
2) 独立行政法人高齢・障害・求職者雇用支援機構『2019年度版　就業ハンドブック―障害者の就業支援に取り組む方のために』2019.
3) 厚生労働省「雇用の分野における障害者と障害者ではない者との均等な機会若しくは待遇の確保又は障害者である労働者の有する能力の有効な発揮の支障となっている事情を改善するために事業所が講ずるべき措置に関する指針」（平成27年3月25日），2016.
4) 独立行政法人高齢・障害・求職者雇用支援機構『障害者職業生活相談員資格認定講習テキスト（平成28年版）』2016.
5) 野崎和義監／ミネルヴァ書房編集部編『ミネルヴァ社会福祉六法（平成28年版）』ミネルヴァ書房，2016.
6) 松為信雄・菊池恵美子編『職業リハビリテーション入門―キャリア発達と社会参加への包括的支援体系』協同医書出版社，2001.
7) 松為信雄・菊池恵美子編『職業リハビリテーション学―キャリア発達と社会参加に向けた就労支援体系』協同医書出版社，2006.

 コラム　　就労支援における専門性と協働

　「就労支援の専門性とは何か？」と聞かれ、皆さんはどのような考えを持つだろうか？

　近年、社会情勢やそれに伴う支援を必要とする人やその周囲の変化に伴い、就労支援を必要とする対象者は拡大している。特に、就労支援を必要とする精神障害・発達障害のある人が増大し、それに応じた法改正も進められている。その結果、就労支援において求められる専門性のあり方も多様化している。コーチングなどの、多くの対象者に適した共通の支援方法にとどまらず、個々の対象者の特性を把握（アセスメント）し、それに応じた支援方法を見極めることが必要とされている。また、精神障害や発達障害のある人への支援は就労前段階で終わるものではなく、就職後の環境が就労継続に大きな影響を及ぼす。そのため、対象者の就職した職場において、個々の目には見えづらい障害特性に応じた個別性の高い配慮を導入・維持するために、雇用側の組織にアプローチすることが必要となってくる。以上のように、就労支援の現場において求められる専門性は、今大きな変化の中にある。求められる専門性はより幅広く、高度になりつつある。一人ひとりの支援者がそれらの専門性の全てをカバーすることは容易ではない。

そこで重要になってくるのは、各分野のさまざまな専門性を持つ支援者の協働である。就労支援の専門性は、福祉を中心とした送り出す側だけに求められるものではない。就労支援の人材育成の1つに、厚生労働省の定める「職場適応援助者（ジョブコーチ）養成研修」がある。この研修には、送り出す支援者側（訪問型ジョブコーチ）だけでなく、迎え入れる企業側（企業在籍型ジョブコーチ）の実務担当者も参加している。また、企業独自で先進的な取組みを行う企業も増えてきている。つまり、雇用側にも、上述のような専門性を持ち、かつその組織をよく知っている人が増えているのである。さらに、教育現場に目を向けると、これまで他分野で取り入れられていたシステマティックインストラクションなどの就労支援の基本的なノウハウを職員研修に取り入れたり、作業学習をテーマにした授業研究を行ったりする特別支援学校が増えるなど、職業教育に関する教員の専門性の向上への取組みが進んでいる。

以上のように、就労支援においてより高度でより幅広い専門性が求められるようになってきている中で、各分野がそれに対応するべく歩みを進めている。各分野の送り出す側と受け入れる側が、共通した、あるいはそれぞれのより高い専門性を持ち、協働することができれば、個々の支援対象者により合った支援を、より多く実現することが可能になるだろう。そしてその積み重ねが、障害者の差別をなくし、インクルーシブな職場の実現を目指すことに繋がるのではないだろうか。

第6章 就労支援の実践事例

1

生活困窮者の抱える背景や
置かれている状況を理解し、
それぞれの段階に応じた支援を行うことが求められる。
本人の主体性を引き出す支援を、事例を通して解説する。

2

障害福祉サービスにおける
就労移行支援事業・就労継続支援事業の適用事例と、
就労支援サービス機関それぞれの特徴や実務について整理する。
また、就労を支える住居支援事例を通し、
安定した就労継続のための支援の実際や
他機関との連携について知る。

3

職業リハビリテーションでは、
企業と障害者のマッチングを図ることが求められている。
企業が安定した雇用継続のために取り組む配慮事項は何か、
障害者の希望に添いつつ
職場適応を見込むことができる働き方は何か。
支援者には、これら双方のアセスメントに関する知識と、
双方が納得できるように対応する調整力が必要である。

1. 生活保護制度における就労支援事例

A. 福祉事務所とハローワークの連携による就労支援事例

［1］事例の概要

　Aさんは、40代後半の女性で、現在1人暮らし。高校卒業後から、営業事務の仕事をしていた。5年前、当時同居していた兄から家庭内暴力を受けて大怪我を負った。兄から逃れるため、家を出ると同時に退職。しばらくは療養に専念していたが、貯金が底をつき、生活保護申請に至る。怪我が完治した後も再就職をする気持ちになれず、ひきこもりがちな生活をしていた。

アセスメント

ハローワーク（公共職業安定所）

就労支援ナビゲーター

　生活保護ケースワーカーのアセスメントの結果、Aさんは再就職を目指して定期的にハローワークへは通っていたものの、度重なる不採用やそのブランクの長さから就職に対する自信を失っていることが判明した。そこでAさんとともにハローワークへ同行、就労支援ナビゲーターへ就労支援の要請を行い、現状について伝えた。面談の中で、Aさんは、母の介護経験から介護職に対する興味があることがわかった。しかし、職業としては経験がなく、未経験での転職は厳しい職種であると考えられたため、介護就職相談会への参加を勧めた。そこで介護施設の担当者から直接説明を受け、介護の仕事内容についての理解を深めてもらった。その上でいっそうAさんの介護職への就職意欲が高まったため、民間の教育訓練講座の受講を決めた。受講にかかる費用は生活保護の生業扶助費（技能修得費）を支給した。授業と並行してハローワークでの職業相談を行い、履歴書の添削や模擬面接などの就職に向けた準備を進めた。その間、電話や巡回による報告などでハローワークと支援の経過を共有した。Aさんは無事訓練を修了、ホームヘルパーの資格を取得することができた。ほぼ同時期にグループホームにおける介護スタッフのアルバイトとして採用をされた。

グループホーム

福祉事務所

　最初は久々の就職ということもあり、職場内での人間関係がうまくいかず、しばしば福祉事務所へ相談に来ていた。その都度、話を聞き助言などを行った。その後半年を経て、Aさんは徐々に環境に慣れてきて、同僚や上司とのコミュニケーションも取れるようになった。日勤に加え夜勤も問題なくできるようになり、正社員として登用。収入も増加して生活保護の基準を上回り、生活保護を脱却した。

［2］　事例のポイント

（1）　福祉事務所の就労支援

　生活保護法の改正により、「保護の実施機関は、就労の支援に関する問題につき、被保護者からの相談に応じ、必要な情報の提供及び助言を行う事業を実施するものとする」（55条の6）と明記され、2015（平成27）年4月から被保護者就労支援事業が法定化されている。

生活保護法の改正

被保護者就労支援事業

　生活保護の現業員（生活保護ケースワーカー）は、面談や調査などの手法を用いて、被保護者のアセスメントを行う。現在の生活状況や生活困窮となった原因など、就労意欲の確認、就労するにあたっての悩みや阻害要因の聞き取りなどの現状の把握に加え、自分の性格、興味、関心、働くことの意義・価値観、職歴や将来の職業生活の希望を確認する。このケースワーカーとのやりとりが被保護者の就労支援の入り口となる。

現業員（生活保護ケースワーカー）

　事例のように、本人の希望を受け止め、時には言語化されないニーズの把握にも努めながら、被保護者の就労へのヒントを探っていかなくてはならない。また、被保護者には制度利用についての理解が乏しいことも多い。身近な存在である現業員が、いかに信頼関係を築いていくか、被保護者の希望や置かれている状況に目を向けられているかが的確な支援に結びつけるためのポイントとなる。

　現業員はアセスメントを元に、自立活動確認書を作成する。就労可能と判断した被保護者を対象に、求職活動の方向性、具体的な支援内容を明らかにし、被保護者本人や支援者の間で共通の認識を持って、的確な支援を行うことを目的に作成される。作成においては、本人の同意が必要であり、強制や義務を課すものではない。作成された自立活動確認書を元に、福祉事務所内の査察指導員や就労支援員と、被保護者の稼働能力や適する事業について協議を行う。その結果を受けて、さまざまな制度やサービス、社会資源の中から被保護者にとって、より適切なものへとつなげていく（図6-1-1）。現業員には時に就労支援員や就労支援コーディネーターとしての役割も担っている。以下の5つが主な就労支援の基本となる。

福祉事務所

①ハローワークの一般窓口の利用

　自主的な求職活動により、就労が可能な場合については、ハローワークの一般窓口を利用することになる。

ハローワーク（公共職業安定所）

②「生活保護受給者等就労自立促進事業」の利用

　就労に向けた準備が一定程度整っているが、個別の支援により就労が見込まれる場合については、自治体とハローワークが一体的に行う「生活保護受給者等就労自立促進事業」の利用を勧めていく。

生活保護受給者等就労自立促進事業

③就労支援員による就労支援

就労支援員

図6-1-1　福祉事務所の就労支援の流れ（イメージ）

┌─ 事業の流れ（イメージ）──┐

| 就労阻害要因の把握 | ⇒ | 対象者の選定 | ⇒ | 支援方針の決定 | ⇒ | 説明の同意 | ⇒ | 具体的支援 | ⇒ | 支援状況の確認 | ⇒ | 支援終了 |

（支援者）
ケースワーカー	査察指導員	査察指導員	ケースワーカー	就労支援員	査察指導員
	ケースワーカー	ケースワーカー	就労支援員	【支援例】	ケースワーカー
	就労支援員	就労支援員		●ハローワークへ	就労支援員
				の同行訪問	
	※ケースワーカー：福祉事務所で生活保護			●履歴書書き方	
	業務を行う現業員			支援	
	※査察指導員：福祉事務所で指導・監督			●面接の受け方	
	を行う職員			支援	

└──┘

出典）厚生労働省「ナショナルミニマム研究会（第9回）」資料（平成22年5月10日），2010.

②の対象者と比較すると就労に向けた準備が不足しているが、ある程度時間をかけて個別支援を行うことで就労可能な者や、他の就労支援策の適用がない者については、就労支援員が就労支援を行う。

認定就労訓練事業

④**認定就労訓練事業による就労・訓練の場を活用した就労支援**

一般就労への移行のため柔軟な働き方をする必要がある場合は、認定就労訓練事業（中間的就労）の利用ができるよう支援する。このためには、対象者を受け入れる認定就労訓練事業者の確保に努めていくことが重要となる。

就労準備支援事業

⑤**就労準備支援事業を活用した就労支援**

生活のリズムが崩れているなどの理由により就労に向けた準備が整っていない場合には、就労準備支援事業による支援が適当である。

ただし、就労意欲が希薄であることなどにより、就労準備支援事業の利用に至らない場合や、当該自治体において就労準備支援事業が実施されていない場合には、意欲の喚起やセミナー、ボランティア、就労体験の場の提供など、できる限り必要な就労支援を行うことを検討する必要がある。

（2）福祉事務所とハローワークとの連携による就労支援

職業安定法

ハローワークは職業安定法に基づき、厚生労働省が全国に設置した行政機関であり、総合的な雇用サービス機関として職業紹介、雇用保険、雇用対策などの業務を行っている。

これまでも生活保護制度における就労促進のため、福祉事務所とハローワークは連携を図ってきたが、2013（平成25）年度の生活保護受給者等就労自立促進事業の法定化によりこの連携の重要性が一層強調された。本事業は、福祉事務所とハローワークの間で、支援の対象者、対象者数、目標、支援方法、関係機関の役割分担等に関する協定を締結するなどして連

携体制を整備し、生活保護受給者などへきめ細かな支援を行い、就労による自立の実現を目指すものである。これにより、福祉事務所内ハローワークの常設あるいは出張窓口が設置されるなどワンストップ型の支援体制の整備を進められ、就労支援や職場定着へのフォローアップの迅速化、効率化を図っている。

ハローワークには、生活保護受給者等就労支援ナビゲーターが配置されている。産業カウンセラーなどの有資格者、職業安定行政施策に関する有識者に委嘱され、その役割は就労支援プランの策定プログラムメニューの選定・実施、支援メニューの選定・実施、支援対象者に対して担当者制による継続的な就職支援をするとともに、福祉事務所の福祉部門担当コーディネーター（福祉事務所の査察指導員、ケースワーカー、就労支援員など）と連携しながら、福祉事務所と協働で就労支援を行っている。事例では、この就労支援ナビゲーターに支援要請を依頼するところから連携した支援が始まっている。

生活保護受給者等就労支援ナビゲーター

生活保護受給者等就労支援ナビゲーターは、福祉事務所から就労支援の要請を受けると、就労支援チームを結成。支援チームは、ハローワークの就労支援ナビゲーター、生活保護受給者等就労支援自立促進事業担当責任者、福祉事務所の就労支援コーディネーター、生活保護ケースワーカーなどから構成される。就労支援チームの連携のもと、就労支援プランの策定、就労支援プログラム（①就職支援ナビゲーターによる就労支援、②トライアル雇用の活用、③公共職業訓練の受講斡旋、④生業扶助等の活用による民間の教育訓練講座の受講勧奨、⑤通常の職業相談・紹介の実施）のメニューの選定・実施、支援方針の決定、福祉事務所への定期的な巡回相談などが行われている。

就労支援コーディネーター

就労支援プログラム

生業扶助

B. 就労支援員を活用した自立支援プログラムの適応事例

［1］ 事例の概要

Ｂさんは50代前半の男性。かつて建設土木業の日雇労働をしており、住み込みで現場を転々としていた。建設土木業においては、機械化が進み、あまり人手を必要としなくなったことや、高い年齢がネックとなり、仕事と同時に住まいを失ってしまった。一時はホームレス状態に陥っていたが、生活保護を受給して生活の再建を図り、生活面は徐々に安定してきている。

保護開始後、しばらくは本人の希望から土木作業員の仕事に戻ろうと求職活動を行っていたが、日雇いや住み込みなどの不安定労働市場が縮小していることもあり、就職には至らなかった。生活保護ケースワーカーと相

談し、他の業種も含め、広く再就職に向けて検討することにした。しかしながら、いままでBさんは知人の紹介などで就労先に結びついていたことから、履歴書の作成や面接をほとんど経験しておらず、Bさん自身も苦手意識からかそれらを避けている様子であった。

自立支援プログラム　そこで、ハローワークでの求職活動に向けた準備として、自立支援プログラムを活用することにした。当初は、生活リズムの崩れから、就労支援員との面談にも遅刻や欠席が多かったが、面談を重ねるごとにBさんにも就労に対するイメージができ、前向きな様子もみられ、決められた時間を守れるようになってきていた。履歴書や面接についても地道な指導のもと、徐々に成果を上げていった。一定の段階で、ハローワークへの同行支援を始め、就労支援ナビゲーターハローワークの就労支援ナビゲーターと3者で面談を行い、より具体的な就労へ向けた話し合いを行っていった。実際に採用に至るまでには複数社にわたり不採用の通知を受け取ることになったが、結果的には施設管理のアルバイトとして採用されることとなった。

［2］事例のポイント

（1）自立支援プログラム

　生活保護制度において、自立の助長は最低生活の保障とともに制度の目的となっている。また、前項で述べた通り、近年、生活保護受給者は多様な問題を抱えており、担当ケースワーカーによる個人の行政経験に基づいた支援では限界があり、組織的な対応が求められている。

　このため、生活困窮者の自立の助長に関し自立・就労を積極的かつ組織的に支援する仕組みを強化することを目的として、2005（平成17）年度から、自立支援プログラム「自立支援プログラム」による自立支援を実施している。

　就労能力・就労意欲は一定程度あるが、就労するにあたってサポートが必要な人を対象に、福祉事務所に配置された就労支援員が中心となり、ハローワークへの同行訪問、履歴書の書き方や面接の練習などを行い、就労を支援する事業を行っている。自治体の創意工夫により、さまざまな内容のプログラムが存在する。

　自立の概念は、①就労等による経済的自立、②健康を回復・維持し自分で健康・生活管理を行うことができるようにする日常生活自立、③社会的なつながりを回復・維持し、地域社会の一員として充実した生活を送ることを目指す社会生活自立の3つからなる。自立支援プログラムの支援内容もこれに応じて分類され、それぞれの生活保護受給者の有する能力に応じた自立の支援に取り組んでいる。

　プログラムは、管内の生活保護世帯全体の状況を把握し、生活保護受給

者の状況や自立阻害要因を類型化し、それぞれの類型ごとに取り組むべき自立支援の具体的内容や実施手順等を定め、これに基づき個々の生活保護受給者に必要な支援を実施するものである。昨今の厳しい経済雇用情勢の下、生活保護受給者の就労支援を始めとする自立支援プログラムの取組みは重要度が増しており、幅広く多様な自立支援プログラムを策定してプログラムを活用した支援を進めていくとともに、新たに保護が開始された者に対する早期の就労支援に関するプログラムの充実が重要となっている。

(2) 就労支援員による就労支援

就労支援員

　就労支援員の経歴・資格は、ハローワークのOB、民間企業人事担当者OB、キャリアカウンセラーなど、事業を適切に実施できる者とされており、生活困窮者が将来の不安を払拭し、長期的・安定的に働き続けられるように時間をかけて生活困窮者のニーズに耳を傾け、一人ひとりの状況を理解した上で、就労に向けた意欲の喚起から就労後のフォローアップまで、一連の活動を支援していく。

　直接的な就職支援にとどまらず、キャリア・コンサルティング、履歴書・職務経歴書の作成指導、ニーズに応じた職業紹介、個別求人開拓、面接対策などの支援を行う。また、他の就労支援事業を利用した場合も含め、支援のプロセスにおけるモニタリング、支援の評価、終結に際する支援、就労後のフォローアップ、就労支援機関との連絡調整、認定就労訓練事業者の開拓などを行う。

フォローアップ

　就労支援員の役割・業務は、相談支援員、主任相談支援員と重なる場合も多々あることが想定されるため、それぞれの役割を固定化せずに、対象者の状況に即して、個別に柔軟に調整していくことが求められる。また、関係機関であるハローワーク、自治体内で就労支援を行う窓口、就労準備支援事業を行う事業所、認定就労訓練事業（中間的就労）を行う事業所などとの連携も重要であり、それぞれの役割分担を明確にしたうえで、全体として支援効果が高まるよう連携していくことが必要である。

ハローワーク（公共職業安定所）

(3) 就労意欲喚起事業

　段階的な支援に向けては、2009（平成21）年より、就労意欲喚起等支援事業が導入された。これは、既存の就労支援へスムーズな移行を目的に、就労意欲や生活能力・就労能力が低いなど就労に向けた課題を多く抱える者などを対象とした支援を追加するものである。対象者は、①就労意欲や生活能力・就労能力が低い、就労経験がないなどの就労に向けた課題をより多く抱える被保護者、②就労意欲や生活能力・就労能力が特に低いなどの個別性の高い支援が必要である被保護者、ハローワークの活用が困難な地域の被保護者、就労支援専門員が配置されていない福祉事務所の被保護

者とされ、支援項目には、就労意欲喚起のためのカウンセリング、生活能力向上のための訓練、就労能力向上のための職業訓練、職業紹介、就職支援、離職防止支援などが挙げられている。

C. 生活困窮者に対する就労支援事例

[1] 事例の概要

Cさんは、30代前半の男性である。高校卒業後、就職することができず、アルバイトなどをしてきたがいずれも短期間で退職。それ以降、ひきこもりの状態が続いている。同居していた母親の病死に伴い、今後のCさんの生活を案じた知人とともに自立相談支援機関に相談に訪れた。

アセスメント

自立相談支援機関におけるアセスメントの結果、Cさんは働きたいという意欲はあるが働いた経験がほとんどないため、自分はどのような仕事ができるか、どのように仕事を探せばよいのかわからないと悩んでいることがわかった。また、ひきこもりの生活が長期化する中で、自己有用感を失い、また社会の中で他者とかかわることについて強い不安を抱えており、就労を前にこのような状況を改善する必要があると考えられたため、就労準備支援事業を利用することになった。

地域若者サポートステーション

グループワーク

長期間ひきこもりの生活を送っていたことを踏まえ、Aさんには、まず地域若者サポートステーションでのグループワークなどに参加してもらい、定時通所や他の参加者とのコミュニケーションを取ることにした。ある程度慣れてきた後、地域若者サポートステーションの行う就労体験に参加することになった。

Cさんは、自分に自信がなく、他者との会話に強い不安を持っていたため、当初はあいさつもできなかった。作業内容は、近所でのちょっとした困りごとを解決する御用聞きや喫茶スペースの運営の手伝いなどであったが、地域若者サポートステーションのスタッフ以外とは会話をすることもなく、黙々と1人で作業をしていた。しかし、スタッフは対象者の特性をよく理解し、Cさんの様子をみながら、適宜声かけをしていた。就労準備支援担当者は、地域若者サポートステーションへの同行あるいは電話確認によりCさんの就労状況を把握していた。

スタッフの声掛けの甲斐もあって、Cさんも徐々にあいさつや会話ができるようになり、いまでは地域の人とも会話を交わすなど、仕事上の意欲も見せるようになっている。また、周りの従業員とも会話をし、一緒に昼食をとるまでになっている。地域若者サポートステーションは、Cさんの様子から、アルバイトなど次の段階へステップアップすることも可能な

状態であると評価している。

[2] 事例理解のポイント

(1) 生活困窮者自立支援法の制定

2013（平成25）年12月、生活困窮者自立支援法が成立、2015（平成27）年4月から施行されることとなった。この法律の制定によって、これまで必ずしも支援が行われてこなかった生活困窮者に対する支援が拡充され、生活保護に至る前の段階からの相談支援の充実や、就労準備支援事業・認定就労訓練事業などの総合的な仕組みが整備されることになった。就労に関する支援は、意欲や能力の有無といった単純なものではなく、生活歴や健康状況、家族関係など多くの背景や課題が複合的に絡み合っており、これらの課題を一つひとつ紐解きながら、就労が可能な生活困窮者について、より安定した職業に結びつけていくことが求められている。

一方で、一般就労から距離のある者に対する就労支援は、これまで十分に取り組まれているとは言いがたい状況にあった。これからは、稼働年齢層を含む生活保護受給者やその他生活困窮者が増加する中で、ただちに一般就労に至ることが難しい層も含め、丁寧な就労支援を行っていくことが必要である。「働くこと」は、労働の対価として収入を得ることの他にも、働くことを通じて、社会とのつながりや自己のやりがい、達成感を得ることも重要な要素であり、一般就労だけでなく、多様な働き方を通じて生活を豊かにするための就労支援も期待されている。

(2) 生活困窮者の状況に応じた就労支援

前項でも示したとおり、自立の概念としては、経済的自立、日常生活自立、社会生活自立の3つから構成されている。就労は、単に経済的自立のみならず、日常生活自立や社会生活自立にもつながる営みであると考えられる。就労による経済的自立を唯一の目的とするのではなく、就労意欲の喚起や社会参加を通じて徐々にステップアップを図るなどの支援が含まれていることも留意したい。

生活困窮者の状態は多様であり、早期に一般就労が望める人から現時点ではただちに就労に向かうことが難しくみえる人までさまざまであることから、一人ひとりの状態によって、就労支援の目標やかたちは異なる。就労支援を行うにあたっては、長期的な展望を持ち、目標とする取組みが、本人の将来の生活の安定につながるかどうかを考慮することも重要である。

本人の状況に合った就労支援を行うためには、本人が今後どのように自立を目指していくのかを確認し、すぐに一般就労を目指した就労支援を行うのか、または、生活支援等の福祉サービスを活用しつつ中間的就労につ

くことを目指した就労支援を行うのか、本人の状況に応じてどのような就労支援を行うかなどを考えていく必要がある（表6-1-1）。

表6-1-1　生活困窮者自立支援制度における支援状況調査　集計結果（平成29年度）

（件数、人）

	新規相談受付件数（①）		プラン作成件数（②）		就労支援対象者数（③）		就労者数	うち就労支援対象プラン作成者分（⑤）	増収者数	うち就労支援対象プラン作成者分（⑥）	就労・増収率（④）
		人口10万人あたり		人口10万人あたり		人口10万人あたり					（⑤＋⑥）／③
都道府県（管内市区町村含む）	135,886	13.9	36,204	3.7	19,200	2.0	16,025	10,877	4,809	3,163	73%
指定都市	61,715	18.8	27,080	8.3	8,526	2.6	5,963	4,485	1,071	868	63%
中核市	32,084	14.1	8,009	3.5	4,186	1.8	3,344	2,596	510	383	71%
合計	229,685	14.9	71,293	4.6	31,912	2.1	25,332	17,958	6,390	4,414	70%

※各項目の数値は概数であり，今後の整理の結果，異動を生ずることがある．
出典）厚生労働省「生活困窮者自立支援制度支援状況調査の結果について」（平成30年6月15日），2018.

就労準備支援事業

たとえば、事例のCさんのように就労に向けて、時間をかけて生活を立て直す必要がある場合は、就労準備支援事業を利用しながら、生活リズムを整え、就労に必要な知識や技術を身につけることを短期目標としつつ、長期目標として一般就労を目指していくプランを提案することも考えられる。また、この場合、就労準備支援事業の利用終了後においても、ただち

認定就労訓練事業

に一般就労につくことが困難な場合は、認定就労訓練事業の利用を提案するなど、本人の状況に応じて、段階的な就労支援を行うことが重要である。

本人が今後どのように就労に向けて取り組むか、本人自身が自己選択、自己決定できるような、情報提供、提案、働きかけをすることが大切である。そして、本人が求める以上に選択肢や方向性を提案することができるかが支援者の重要な役割となる。

引用参考文献

1) 生活保護手帳編集員会『生活保護手帳2018年度版』中央法規出版，2018.
2) 生活保護手帳編集員会『生活保護手帳別冊問答集2018年度版』中央法規出版，2018.
3) 『社会福祉学習双書2019 公的扶助論　低所得者に対する支援と生活保護制度』全国社会福祉協議会，2019.
4) 池谷秀登『生活保護と就労支援―福祉事務所における自立支援の実践』山吹書店，2013.
5) 社会保障審議会福祉部会「生活保護制度の在り方に関する専門委員会の報告書」（平成16年12月15日），2004.
6) 厚生労働省社会・援護局「自立支援プログラム導入のための手引（案）」（平成17年3月31日），2005.
7) 厚生労働省社会・援護局「生活困窮者自立支援制度と関係制度等との連携について」（平成27年3月27日），2015.
8) 厚生労働省社会・援護局「生活保護受給者に対する就労支援のあり方に関する研究会　報告」（平成31年3月6日），2019.

2. 障害者福祉制度における就労支援事例

A. 就労移行支援事業所を利用するに至った事例

[1] 事例の概要

　Aさん（20歳）は、特別支援学校を卒業した軽度の知的障害がある女性である。在学時に、複数の事業所で職場実習を経験し、その中からAさんに適していると思われる事業所に就職した。しかし、入社して半年が経過した頃から従業員とのトラブルが続いてしまい、仕事を休みがちになった。さらに、作業水準が事業所の求める基準に届かなくなり離職に至った。Aさんは再就職したい気持ちはあったが、ひどく自信を失っていた。

　これを心配した学校の元担任とAさんの家族が、Aさんを連れ立って福祉事務所で相談したところ、担当ワーカーから地域の相談支援事業所を紹介された。相談支援事業所の担当者は、Aさんから状況を聞き取った結果、必要なサポートと訓練を受けながら企業マッチングを図ることが望ましいと考え、就労移行支援事業所への通所を提案した。Aさんは複数の就労移行支援事所を見学後、B事業所の利用を希望した。B事業所は、暫定支給期間中にAさんの障害特性や職業スキルのアセスメントを実施し、そこから個別支援計画策定会議を行った。その結果、AさんはB事業所を正式に利用することとなった。

　本事例の理解のポイントは、次の通りである。就労移行支援事業を利用する対象者は、「特別支援学校等の学卒者（卒業時に自分に合った職場に出合えなかった者）」「離職者（再チャレンジ）」「在宅者（チャレンジ）」などで「働きたい」という希望がある人、一般就労に向けた職業訓練や準備を必要とする人であり、それぞれが抱える事情や支援課題はさまざまである。

　上記の事例は、「離職者」のカテゴリーに該当する。自信を失っていたAさんが、再度自信を持って適性に合った職場に再就職することを目指す中で、一定期間のサポートや訓練が必要であったケースである。

[2] 就労移行支援事業所の訓練プログラム

　サービスの内容は個別支援計画に基づいて提供される。就労移行支援事業の訓練期間は原則2年である。しかしながら、利用する期間は利用者本

福祉事務所

相談支援事業所

企業マッチング

就労移行支援事業所

暫定支給期間

アセスメント

個別支援計画策定会議

個別支援計画

人の意向や習熟度などにより異なるため、利用する全員が２年満期で一般
就労などに移行するのではなく、利用後数ヵ月で移行するケースもある。

　Ｂ事業所が提供したサービスは次の通りである。Ｂ事業所は、Ａさんの
希望である１年後の就労を目指す個別支援計画を策定した。個別支援計画
の初期目標として、Ａさんが欠勤なく通所して人や場所の環境変化に慣
れることとした。また、事業所内においてSST（ソーシャルスキルトレ
ーニング）や、職業適性、課題の把握を行った。

　訓練中期に入ると、職場実習を行う準備として履歴書などの書類を整え、
職場の見学や実習を行うなど、事業所外で活動する機会を設けた。挨拶や
身だしなみ、社会人としてのマナーは、現場での実践により確実に身につ
けることができるようにした。実習中の課題はその都度振り返り、目標達
成に近づくことができるように支援した。

　訓練後期では、実習の結果を踏まえてＡさんの適性を確認し、就職に
向けて具体的にＡさんの強みを活かせるような職場の開拓を行った。さ
らに本人が、長く働き続けることができるよう、就職までの流れ、就職後
のフォローアップ体制などの情報提供の他、ハローワークに同行するなど
の求職活動に対する支援をした。

［3］フォローアップの課題

　就労移行支援は一般就労につなげることが最終ゴールではなく、就労後
の継続支援もサービスの１つに含まれている。「長く働き続ける」ために
は、就職後の継続的な支援（フォローアップ）が最も重要である。フォロ
ーアップは、働く本人だけでなく、家族や企業に対しても支援を行い、そ
の支援内容は仕事面に限らず、生活や余暇に対する相談、精神的なリフレ
ッシュを目的とすることも少なくない。支援の手段は定期的な巡回訪問、
面談、電話やメールでの応対等多岐にわたり、その都度、状況に応じた支
援が求められる。

　近年、障害者雇用率の引き上げなどに伴い、障害者の雇用は拡大してい
る。障害者の就労意欲が高まる中、就労移行支援事業所の数は民間企業の
参入もあり増加傾向にある。一方で、雇用率や定着率といった実態は伸び
悩んでいる現状があり、障害者本人だけでなく、雇用する側の企業からも
支援を求める声や期待が高い。

　増え続けるフォローアップに対して、必要なときに支援を受けることが
できるような支援体制の確保が必要である。また、さまざまなニーズに対
応できるよう、支援の質の維持、向上が必要とされている。しかし実態と
しては事業所の人的・経済的な負担が大きく、マンパワー不足が懸念され

ており、さまざまなニーズに対応できるよう充実した職場定着支援が課題
となっている。これを受けて、2018（平成30）年4月より、就労定着支
援が障害福祉サービスとして創設された。これは「就労に伴う日常生活上
の支援ニーズに対応できるよう、事業所・家族との連絡調整等の支援を一
定の期間にわたり行う」⁷⁾というサービス内容が明示された。具体的には
自宅や企業への訪問、来所相談により把握した課題の解決にむけて必要な
支援を実施するものである。

職場定着支援

就労定着支援

［4］アセスメントの重要性と地域関係機関との連携

　上記の事例では、Aさんの同意を得た上で、各機関から情報収集を行
った。具体的には学校の元担任や進路担当者から、学校での様子、就労先
での様子について聞き取りを行った。さらに、相談支援事業所の担当者か
らは、本人との面談内容や評価内容について聞き取りを行い、アセスメン
トを作成した。アセスメントで得た情報は、行政の担当ワーカーやハロー
ワークの担当者と共有し、状況に応じて多方面からのサポートを円滑に受
けやすい体制作りを行った。

アセスメント

ハローワーク（公共職業
安定所）

　サービスの提供にあたり、対象者の就労面や生活面に関する状況を踏ま
えて支援をする必要があるため、アセスメントによってこれらを把握して
おくことは不可欠である。アセスメントは本人からの情報だけでなく、学
校、医療機関、行政、障害者就業・生活支援センターなどの他機関とも連
携し、必要な情報を聞き取ることや客観的な職業評価ツールにより、より
正確なアセスメントが可能となる。また、長く働き続けるためには生活面
を安定させることが重要であり、常に地域の関係機関と連携し情報共有を
行いながら本人が働きやすい環境を地域全体で整えていくことが必要不可
欠である。

職業評価ツール

B. 就労継続支援A型事業所を利用するに至った事例

［1］事例の概要

　Cさん（22歳）は、発達障害がある男性である。人とコミュニケーシ
ョンを取ることが苦手で、周囲の言動に敏感であり、不安感が強い傾向が
ある。専門学校を中退後、障害者就業・生活支援センターに登録し、就労
移行支援事業所を利用することになった。

　Cさんは訓練期間中、作業場面において担当者の指示を理解できず、独
自の判断で仕事を進めてしまうことが多かった。作業の修正指示や助言を
受けると不安症状が悪化し、ミスのないように何度も繰り返し見直すこと

発達障害

から、作業ペースが落ちてしまうことがあった。対人面でも他の利用者となかなか馴染めずにいた。職場実習先でも同様の課題がみられ、複数回チャレンジするが雇用につながらなかった。実習の結果をもとに、Cさんはサービス管理責任者と話し合い、就労移行支援事業所の利用継続を見直し、他事業に移行することとしたため、就労移行支援事業所を退所した。

その後Cさんは、登録していた障害者就業・生活支援センターの担当者と一緒に、就労継続支援A型事業所を見学した。その中でCさんが希望した就労継続支援A型事業所に対し、Cさんはハローワークで紹介状をもらい、体験実習と面接を受けて採用となったため、雇用契約を結んだ。

就労継続支援A型事業所に通所し始めたCさんは、集中して自分のペースで作業に従事できるよう、作業場所に配慮を受け、作業内容は単独でできる入力代行業務などのパソコンを使ったデータ入力をして働いている。不安症状については服薬治療を開始し、定期的に通院しながら症状の安定化を図り、安定した通所ができている。

本事例の理解のポイントとして、就労継続支援A型は、あくまでも「働きたい」という希望があるが、一般企業で働くことが困難であることが条件で、ある程度の支援を必要とし、もう少し細かい配慮があれば安定して働くことができる人、時間をかければ一般就労の可能性がある場合が対象となる点だろう。そのため、まず一般就労の可能性や就労移行支援事業所の利用を検討し、その評価を踏まえて、就労継続支援A型の利用判断をする必要がある。

上記の事例でCさんは就労移行支事業所を利用していたが、期限内の就労はできなかった。これを受けてCさんが利用していた就労移行支援事業所は、実習先での評価や作業中に見られる様子から、個別支援計画に基づいて就労の可能性について本人とともに振り返りと見直しを行った。その結果、不安症状の安定化が優先事項であると判断し、就労継続支援A型への移行が検討された事例である。

[2] 就労継続支援A型と就労移行支援の違い

就労継続支援A型の主な特徴は、利用者と雇用契約を結んでいる点である。利用者を労働者としながら、働く場を提供し、個々の特性に合わせて必要な支援を行っている。つまりは企業形態と福祉サービスを併せ持っているのである。

就労移行支援事業とは異なり、利用期限に定めがない。そのため「働く」という経験をしながら、時間をかけて一般就労に必要な訓練を受け、職業能力や体力が高まった場合に一般就労へのチャレンジが可能となるの

サービス管理責任者

就労継続支援A型事業所

ハローワーク（公共職業安定所）

雇用契約

である。また、原則、最低賃金の保障、各種保険の適用により、安定した所得を得ることができるため、安心して職場での訓練が可能となる。

　具体的には、過去に就労経験がある者や、Cさんのように就労移行支援事業を利用して就労につながらなかった場合でも、「働きたい。でも一般企業へ就職するには、体力が足りない」「働きたいが自信をつけてから就職にチャレンジしたい」などのニーズに対しては保護的な就労の場として効果的なサービスであるといえる。

［3］就労継続支援A型への移行にあたって

　就労継続支援A型事業所の数は、就労移行支援事業と同様に民間企業の参入を中心に毎年大きく増加している。一方で、地域によってばらつきがあるため、雇用の機会が限られている実態もある。

　就労継続支援A型と一般就労の場と比較すると、就労継続支援A型は、同じ障害のある仲間や、特性に理解のある支援者がいることで安心を得やすいため、利用者にとっては比較的働きやすい環境であるといえる。その反面、利用者によっては、体調に合わせた短時間労働で十分な賃金を稼ぐことができない、居心地のよさから一般就労の意欲が減退してしまうなどの課題がある。

　その生産活動内容は、自社製品の製作販売や請負、受託業務など、事業所や地域の特性によりさまざまである。また、運営方針も事業所ごとに特色があり、支援者は、対象者本人が何を目指してA型事業所の利用を希望しているのかを把握し、希望と合致する事業所を対象者本人が選択できるようにする必要がある。また、雇用条件だけでなく、サービス提供の内容やその実績にも着目することで、より正確な情報提供ができ、スムーズな移行につながりやすい。

　Cさんは一般就労を希望していることから、A型事業所の中でも一般就労への移行実績がある事業所を利用することが望ましいと考えられる。実際に支援者は、Cさんのアセスメント情報、就労移行支援での訓練中の様子を踏まえて、移行先の情報収集を行った。移行先のA型事業所には、Cさんのアセスメント情報を提供し、スムーズな移行を図った。

［4］就労継続支援A型における課題

　就労継続支援A型の運営においては、経営ノウハウと支援技術を兼ね備えたバランスのよいサービスが求められる。雇用の安定という点においては、良質な仕事の確保、利用者の障害種別、特に利用が増えている精神障害者や、企業等の高齢引退者など、本人の状況を踏まえた就労条件の改

善、能力開発などが課題であり、「一般就労と福祉就労との間の相互移動促進が重要」[8]となっている。そのため、ハローワーク、障害者就業・生活支援センター、民間企業などとの連携による支援も欠かせない。

C. 就労継続支援B型事業所を利用するに至った事例

[1] 事例の概要

　Dさん（51歳）は、中度の知的障害がある男性である。障害者就業・生活支援センターの支援を受けて、10年前に運送会社に就職した。そこでは荷物の運搬や組み立て作業などの軽作業を中心に従事していた。1年ほど前からDさんが作業中に居眠りすることが目立つようになり、集中力の低下がみられるようになった。会社から相談を受けた障害者就業・生活支援センターの担当者は、Dさんが働きやすいよう、仕事内容や勤務時間の調整を行い、一時は持ち直した。しばらくして今度はDさん自ら疲れを訴えるようになり、仕事中に休憩を必要とする時間が増え、就業継続が困難となったため、退職することになった。

就労継続支援B型事業所　障害者就業・生活支援センターの担当者は、年齢や体力的な課題があるDさんに対し、就労継続支援B型事業所の利用が望ましいと考えた。そこで、Dさんの意向を聞き取った上で、就労継続支援B型事業所を紹介し、利用の手続きをDさんと一緒に行った。

　その後、Dさんは就労継続支援B型事業所に通所を開始した。人とかかわることが好きなDさんは、体力面に配慮を受けながら、喫茶店でお客様に商品の提供をしたり、販売する食品の製造を行っている。障害者就業・生活支援センターの担当者にも「楽しい」と話し、充実した生活を送っている。

　本事例の理解のポイントとして、就労継続支援B型は、一般企業で働くことが困難であり、年齢やその他の事情で、他の就労支援サービスを利用しても就労につながらず、主に働く場や日中の居場所を求めている人にサービスを提供する事業である。

　上記事例のDさんの場合は、年齢や体力面に不安があるため、離職後の通所先として、一般就労を目指す就労移行支援事業や、雇用契約を結んで働く就労継続支援A型には合致しない。そのため、継続して通所しながら生産活動に従事できる就労継続支援B型が適当とされた例である。

[2] さまざまなニーズに対する支援

　この事例の場合、Dさんの通所する就労継続支援B型事業所は、「居場

所」としての意味合いが強い。しかしながら、日中活動を通して就労への能力や意欲が高まった場合には、他の就労形態への移行に向けた支援を行うことも就労継続支援B型事業のサービス内容の1つである。したがって、現時点では就労が困難な事情でも、将来的にはA型事業所や一般就労を目指して、「ステップアップするための手段」とする人もいる。

　就労継続支援B型は、就労支援サービスの中で、事業所数、利用者数が最も多いサービスである。事業所数は増えているが、都道府県別にばらつきがあり、通所できる範囲にあるサービスが限られている地域、利用したくても、すでに定員に達しているため待たざるを得ない地域もある。

　サービスの内容は、就労継続支援A型と同様に事業所ごとに特徴があり、Dさんの通所先のような飲食店を営業している所もあれば、内職作業や自主製品の製作を中心とするなど、さまざまな事業を展開している。その中で通所する利用者の年齢層や障害の程度も幅広く、それぞれが抱えるニーズも多種多様である。作業面の課題だけではなく、生活面で服薬・健康管理が不十分であることや、居住環境、家族関係の不安など、表面的には見えないさまざまな課題を抱えている人、それら複数の事情が重なって、就労が困難な状況となっている人もいる。支援者は地域事情も含めて、それらの個々のニーズや障害特性、ライフスタイルに合わせた柔軟な対応と支援が求められる。

［3］就労継続支援A型とB型の相違点

　就労継続支援A型とB型の主な違いは、利用者との雇用契約を結んでいるかどうかという点にあり、利用者の収入に差異が生じる。　　　利用者との雇用契約

　最低賃金が保障され、働いた時間分の「賃金」が支払われるA型と異なり、雇用契約を結ばないB型は、日中の作業活動で得たお金が「工賃」として支払われる仕組みである。しかし、工賃の安さはB型の課題としてあげられ、年々着実に増えているものの、その額は、利用者の生活費を充足するには不十分である。そのため、障害年金や生活保護を受給しながら生活していたり、家族から資金援助を受けざるを得ない利用者が多くを占めている実態がある。

賃金

工賃

障害年金

生活保護

［4］就労継続支援B型における収入増加に向けた課題

　工賃向上のためには、収益を上げることが求められる。支援者は利用者の作業や生活支援などの直接支援だけでなく、生産活動における自助具の活用や、業務の効率化、いま持っている力でいかに生産力を上げていくかなどの業務マネジメントにも取り組んでいる。

自助具

業務マネジメント

具体的には、Ｄさんの通所先のような飲食店を営業しているＢ型事業所において、調理やラッピングの指導、商品の開発やコスト管理など、販売戦略について外部の専門家から指導を受け、売り上げの増加を図るなどの取組みである。その他のサービスを提供しているＢ型事業所でも、地元企業や自治体などに制度や仕組みの理解を促して協力を仰ぐことや、複数の事業所と共同で販売するなどの取組みがされている。このように、企業のコンサルテーションを事業経営に取り入れることや、地域と連携して資源を活かすことは、工賃向上には有効である。

企業のコンサルテーション

D. 就労をきっかけにグループホームへ入居した就労定着支援事例

［1］ 事例の概要

Ｅさん（28歳）は、就労移行支援事業所に通所後、食品工場へ就職した軽度の知的障害がある男性である。就労後さまざまな事情から両親とは別居し、アパートにて単身生活を送ることになったが、Ｅさんは整理整頓が苦手で、不用品を捨てられずに溜まってしまうため、配布物や手紙などの書類を紛失することが多かった。その他にも、身だしなみに対する意識が低く、寝癖や服装の乱れが目立った。金銭管理面では、手元に現金があるとすべて使ってしまう傾向があった。就労定着支援事業所では、その都度Ｅさんに助言をしていたが、改善されることはなかった。生活面でも長期的に支援が必要だと考えた就労定着支援事業所は、グループホームの制度についてＥさんに説明し、具体的に入居を検討することになった。それからＥさんは就労を継続しながら、グループホームの見学や体験入居をした後、正式に入居することになった。

グループホーム

入居後のＥさんは、初めは緊張していたものの、次第に他の同居人とも話すようになり、慣れていった。グループホームの職員の存在はとても大きく、困ったときにすぐ相談できることが安心につながっていた。書類の管理や身だしなみについては、定期的な就労先への訪問にて確認し、助言・指導を行い、グループホームでも助言をもらうことで指摘を受けることがなくなった。給料の計画的な使い方についてはグループホームの職員と一緒に考えながら、安定して働いている。

本事例の理解のポイントは次の通りである。長く働き続けるためには、安心して暮らせる生活基盤の確保が不可欠である。その生活を支える支援の１つに、グループホームがある。上記の事例は、単身生活からグループホームの利用に至った例であるが、単身生活を続けながら、就労定着支援事業所や障害者就業・生活支援センターなどの支援機関のサポートを受け

生活基盤の確保

て安定した就業生活を送っているケースもあることに留意したい。

　Eさんに関しては、生活面に関する家族の協力は得にくいこと、自立した生活を目指すEさんにとって就労後の金銭管理は大きな課題であり、身だしなみに関しても職員が常駐した環境下の方が対応しやすいことから、グループホームの制度を活用した。

[2]　就労の継続に向けた住居支援の実際

　住居支援を必要としている人の中には、生活面に課題や問題を抱えているケースが多く、それが一因となって就労が続かない、就労先でも作業に集中できないなどの様子が見られることがある。その背景には、家族が病気や障害を抱えているため、本人をサポートする役割を担えないという場合もある。このようなケースでは、本人の意向を尊重した上で、居住の場を変えることが検討される。その他、就労が安定していても、将来のさらなる安定した職業生活を見据えて、住居支援を行う場合もある。それは、事例のEさんのように生活スキルが十分備わっていない中で生活している、同居している両親が高齢で親亡き後の生活に不安がある、就労前のケースにおいては希望する職種があるが通勤可能な範囲が限られてしまうなどがある。

生活スキル

[3]　グループホームを利用した支援の課題

　障害者の地域移行が加速する中、これまでは単身生活が困難とされてきた人に対しても、できるだけ1人で生活できるようにすることを目指して新たな制度変更が行われているが、グループホームの利用者は今後も増えていくと予想され、必要な人が利用できるよう、居住の場の整備が課題となっている。しかし、地域によってはグループホームを利用したいが資源がない、空きがないなどの理由で利用を待たされている実態があり、資源は不足している。また、重度の障害者や高齢の障害者への対応などのさまざまな障害特性や、事情を理解した上で生活支援ができる人材の確保は急務であるといえる。

地域移行

　住居支援を行う場合、地域事情や実態を把握しておくことも重要である。資源は直接グループホームに問い合わせをする他にも、行政や障害者就業・生活支援センター、地域の相談支援事業所などから情報を得ることができる。これら機関との連携により、新しい情報に素早く対応でき、より適切なサービス提供につながると考えられる。

　入居後は、就労支援機関とグループホームとの連携が強化される。安定した職業生活を維持するには、生活の安定が重要であることから、就労と

生活場面に異変があった際には早期に対応できるよう、日頃から連携しておくことが大切である。就労しているケースでは、必要に応じて会社を交えて連携を取り、理解を求めることもある。

引用参考文献

1) 坂本洋一『図説よくわかる障害者総合支援法』中央法規出版，2013.
2) 遠山真世・二本柳覚・鈴木祐介『これならわかるスッキリ図解障害者総合支援法』翔泳社，2014.
3) 永野仁美・長谷川珠子・富永晃一編『詳説障害者雇用促進法—新たな平等社会の実現に向けて』弘文堂，2016.
4) 若林美佳『すぐに役立つ これならわかる 障害者総合支援法と支援サービスのしくみと手続き』三修社，2019.
5) 厚生労働省「障害者総合支援法施行3年後の見直しについて—社会保障審議会障害者部会報告書」（平成27年12月14日），2015.
http://www.mhlw.go.jp/file/05-Shingikai-12601000-Seisakutoukatsukan-Sanjikanshitsu_Shakaihoshoutantou/0000107988.pdf（2016年8月31日閲覧）.
6) 厚生労働省職業安定局障害者雇用対策課地域就労支援室　澤口浩司「障害者雇用対策について」（令和元年5月17日），2019.
http://voccouncil.org/doc/EMPDD190517.pdf（2019年7月31日閲覧）.
7) 厚生労働省社会・援護局障害保健福祉部障害福祉課就労支援係「就労定着支援の円滑な実施について」（平成31年3月29日），2019.
http://www.rakuraku.or.jp/shienhi/liblary/FileDir/CT110N714.pdf（2019年7月31日閲覧）
8) NPO法人就労継続支援A型事業所全国協議会「就労継続支援A型事業の課題と今後のあり方について—就労継続支援A型事業所全国実態調査報告書」『公益財団法人ヤマト福祉財団助成事業』（平成29年8月），2017.
http://zen-a.net/wordpress/wp-content/uploads/2017/09/reporth2908.pdf（2019年7月31日閲覧）

3. 障害者雇用制度における就労支援事例

A. 事業主に対する障害者雇用率の達成と職場定着に関する支援事例

［1］ 事例の概要

（1） 企業の概要

A社は従業員規模約500名の情報通信企業。障害者雇用については、軽度の下肢障害者や内部障害者などを中心に進めているが、障害者雇用率を達成するためには新たに2名の採用が必要となっており、ハローワークの雇用指導部門による指導への対応や、障害者雇用納付金の納付状況が経営課題の1つになっている状況があった。

ハローワーク（公共職業安定所）

（2） 採用活動

管轄ハローワークの雇用指導官の勧めで労働局が主催する障害者就職面接会に参加、従来の専門職（システムエンジニア）での求人以外に、新たに総務人事部での事務職求人を設定した。これまでと同様に軽度の肢体不自由もしくは内部障害者の応募を期待して面接を行っていたところ、視覚障害（身体障害者手帳2級）のBさんが応募。面接を通じて熱意や人柄に申し分がないこと、面接に同席した障害者職業能力開発校の職員からパソコン（Word、Excelなど）を使いこなせるという情報を得たこと、採用した場合、重度障害者として雇用率のダブルカウントができること等から、採用の是非について具体的に検討することとなった。

障害者職業能力開発校

後日、A社の人事担当者が職業能力開発校を訪問し、Bさんの訓練の様子を見学。就労支援機器の活用状況やパソコンのスキルを確認した結果、A社が想定している総務人事部署で社員の勤務データや給与データの入力業務の対応は可能であると判断し、採用が決定した。

（3） 受け入れ環境の調整に関する支援

A社から採用の連絡を受けた障害者職業能力開発校は、企業の受け入れ体制に関する支援が必要との判断から、地域障害者職業センター（以下「職業センター」という）に協力を依頼した。依頼を受けた職業センターはA社を訪問し、職場環境や職務内容を確認するとともに、受け入れにあたってのA社の具体的な支援ニーズを確認した。支援ニーズは次の2点に大別された。①Bさんの就業環境を整えるため、就労支援機器の整備や適切な作業環境を設定したいこと。②受け入れ部署の社員に対し、B

地域障害者職業センター

さんへの適切な対応を行うための知識を付与し、スムーズな受け入れを行いたいこと。

①のニーズに関しては、A社の人事担当者に対し、すでに視覚障害者を事務職で雇用している事業所の見学を設定し、就労支援機器活用のイメージをより具体的なものにした。また、一般的に高額とされる就労支援機器の購入に先立ち、同機器の貸し出し制度の活用について提案。結果、Bさんとも相談の上、拡大読書器およびスクリーンリーダー（画面読み上げソフト）をインストール済みのパソコンの貸し出しを受けることとなった。

②のニーズに関しては、Bさんの配属先の社員を対象に、視覚障害についての知識や職場での留意事項・配慮事項に関する研修を実施した。これにより社員の不安を軽減し、具体的な対応の手がかりを得ることができた。

(4) 職場適応、職場定着に関する支援

ジョブコーチ

職業センターは、勤務開始に合わせてジョブコーチを一定期間A社に派遣し、実際の業務における就労支援機器の活用に関する支援や職場内の動線の確認など職場環境に関する支援を実施した。また、Bさんが適切に業務を遂行するための指示の出し方や電子データの整え方などについて、支援の進捗状況をBさん・企業・支援者の3者で共有しながら職場適応のための支援を実施した。

こうした支援の結果、会社が想定していた職務について、周囲の適切な配慮のもと正確に遂行できており、Bさんは今後も一層のスキルアップを目指し、意欲的に取り組むことができている。

(5) 各種助成金の活用

ハローワークおよび職業センターは、Bさんの雇用にあたり、A社に対して次の2つの助成金の概要について情報提供し、その活用についての検討を勧めた。1つめは特定求職者雇用開発助成金で、ハローワークなどの紹介により障害者を労働者として雇い入れ、65歳以上に達するまで継続して雇用することが確実であると認められる事業主に対して、賃金の一部を助成する国の助成金制度である。2つめは雇用納付金制度に基づく助成金のうち、障害者作業施設設置等助成金であり、Bさんの業務遂行に欠かせない拡大読書器およびスクリーンリーダーを貸出期間満了後も職場で活用できるよう、企業が新たに支援機器を購入する際、購入にかかる費用の一部を助成するものである。

A社の人事担当者からは、このような経済的な支援もジョブコーチなど人的な支援と併せて非常に有効であるとの感想が聞かれた。

特定求職者雇用開発助成金

雇用納付金制度

［2］事例理解のポイント

（1）障害者雇用のステップと企業に対する支援内容

　企業が障害者雇用に取り組むにあたっては、図6-3-1に示すステップを計画的に実践していくことが望ましい。これらのステップに本事例で行った支援を当てはめると、以下のように整理できる。

　①ステップ1「障害者雇用の理解を深める」：本事例では、ハローワークの雇用支援部門との相談や、Bさんの雇用決定後の障害者雇用企業の見学などがこれに当たる。

ハローワーク（公共職業安定所）

　②ステップ2「職務の選定」：本事例では、従来の専門職での求人だけでなく、新たに総務人事部署での事務職も加えたことにより、新たな求職ニーズに対応できたといえる。

　③ステップ3「受け入れ体制の整備等」：就労支援機器の貸し出し制度の活用や受け入れ部署社員への研修などが該当。

　④ステップ4「採用活動」：本事例では、ハローワークからの勧めで障害者就職面接会へ参加した事が雇用の契機となった。

　⑤ステップ5「職場定着」：ジョブコーチ支援を活用し、職場環境の調整や職務内容の整理、社員によるBさんへの指示の仕方の確認など。

図6-3-1　障害者雇用を進めるステップと具体的項目

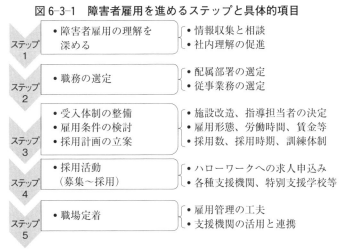

出典）『はじめからわかる障害者雇用—事業主のためのQ&A集』第5版，独立行政法人高齢・障害・求職者雇用支援機構，2015，P.12-13をもとに筆者作成．

（2）企業の支援ニーズの把握

　こうした企業支援を実施していく際に重要となるのが、企業の支援ニーズやそうしたニーズを持つに至った背景などを的確に把握することである。たとえば、特定の職務が遂行可能な人材を必要としているのか、雇用率の

達成が優先事項で、そのためには職務内容をある程度幅広に設定すること
も考えられるのかなどによっても、企業へのアプローチや支援の内容は変
わってくる。適切な支援の実施にあたっては、障害者への支援と同様に企
業支援ニーズを把握することが重要である。

(3) 達成水準の確認

　把握したニーズを達成するためには、達成水準（ゴール）を定めて共有
することも重要である。職務やコミュニケーション、人間関係の構築など
の面において、当面のゴールを定めて支援を実施するとともに、進捗状況
を共有しながら、企業に対して役割分担も含め、必要な取組みを求めるこ
とも支援者の重要な役割といえる。

(4) 定着・フォローアップ

　きっかけはさまざまであっても、企業における障害者雇用の具体的なゴー
ルは採用ではなく、その後の定着である。企業が雇用を維持するために
必要な雇用管理ノウハウを蓄積するための支援として、ジョブコーチなど
による人的な支援を実施しつつ、そのノウハウを企業に伝えていく事が重
要である。また、雇用を継続していく中で障害のある社員のキャリアアッ
プをどう捉えていくかという視点も重要であるといえる。

B. 障害特性を整理し就職につながった支援事例

［1］ 事例の概要

(1) 就労支援サービスを受けるまでの経緯

　Cさんは高校卒業後に事務職での就労経験が複数あったが、いずれの職
場でも仕事上のミスが発生し、同僚たちとの関係が気まずくなり、離転職
を繰り返していた。約1年間勤務した直近の職場では、ミスに対する強い
叱責を受けたことから不眠や体調不良となり最終的に退職。そして当時通
院中のクリニックで、発達障害（自閉症スペクトラム）との診断を受けた。
Cさん自身にも「曖昧な指示は理解できない」「1対1はともかく、会議
になるとついていけない」「不注意からくるミスが減らない」という悩み
があったが、障害者手帳の取得には踏み切れないでいた。

　その後も「苦手なことはわかるが、対策はわからない」「力を発揮でき
る職務内容のイメージが持てない」という思いで求職活動が進まなかった
ため、ハローワークの担当者の紹介により、Cさんの特性や適性を整理す
ることを目的に地域障害者職業センター（以下「職業センター」という）
を利用するに至った。

(2) Cさんのセールスポイントと課題の確認

　職業センターでの相談や職業評価の結果、Cさんには説明を受ける際に
メモをとる習慣があること、不明点について質問ができること、一定の決
まりのある作業ではルールを理解しやすいことなどがセールスポイントと
して把握された。一方で、思ったことはすぐに発言・行動する、集中力が
途切れてミスが発生する、気持ちの不安定さから体調不良が生じるなどの
課題が確認された。そこで、Cさん・ハローワーク・職業センターによる
ケース会議において、これらの現状とその後の取組みについて支援計画
（表6-3-1）をもとに確認および検討した結果、障害者手帳を取得し準備
を整えた上で就職活動に進むこととなった。

職業評価

表6-3-1　Cさんの支援計画

【現状と支援の方向性】
Bさんの今回の職業相談・職業評価の結果から、以下の点がわかりました。
＜セールスポイント＞
●一定の決まりがある仕分け作業は、ルールを覚えるのが早いこと。
＜就職に向けた課題＞
●職場で求められるコミュニケーションが苦手であること。
●作業ミスが多く、正確性の向上が求められること。
　今回の評価結果からは、作業の正確性を向上させ、一定のコミュニケーション
スキルを学んだ上で、就職活動を始めることが適切と考えます。また、そうした
内容を通して、自己紹介書の作成に取りかかるとよいでしょう。そのため、8週
間の職業準備支援受講を提案します。

具体的目標	支援内容
コミュニケーションスキルを身につけます	コミュニケーション講座の受講を設定します。学んだことを作業時に実践してもらいます。
作業の正確性を向上させましょう	作業ミスの傾向を把握し、対処方法をカウンセラーと検討します。また、対処方法を実践し、定着を図ります。
安定通所を目指します	体調不良となる傾向を把握し、対処方法を検討します。
自己紹介書を作成しましょう	準備支援での活動を通して、ご自分の特徴について整理するため助言を行います。

(3) 職業準備性向上のための取組み

　Cさんは、就職に向けた最初のステップとして職業センターの職業準備
支援を利用することになり、そこでは「コミュニケーションスキルを身に
つける」「ミスへの対処方法を検討し正確性を高める」「安定的な通所を目
指す」「企業へ説明する特性をまとめる」ことを目標とした。

　まず、コミュニケーションスキル獲得の目標については、コミュニケー
ション講座の受講を通じ上司・同僚への適切な対応方法を学び、作業支援
の場面で実践的な練習に取り組んだ結果、「話しかける前に深呼吸する」
「クッション言葉（例：すみません）を使う」といった対処方法を身につ

職業準備支援

けることができ、思ったことをすぐに発言・行動する言動は減少した。

　次に、作業における正確性向上の目標については、集中力を持続させるための休憩方法を検討した結果、休憩を取るタイミングや休憩中の具体的な過ごし方を整理することでミス発生の低減につながった。

　さらに、安定通所の目標については、繰り返しの面談を通じて体調不良に影響する状況の振り返りを行ったところ、Cさんの不安を引き起こす「見通しが持てない」「指示を出す人によって細かな指示内容が異なる」などの状況が推測されたため、対応策としてスケジュール表を作成し、Cさんへの指示内容について支援者による差が生じないよう統一することとなった。

　各目標に取り組む過程で、実践に対する振り返りを支援者との面談の中で繰り返し行うことにより確認できた特性に関して、Cさん自身が対応することと、企業へ配慮を求めることのそれぞれについて、本人および支援者の双方で整理し自己紹介書（**図6-3-2**）としてまとめた。

図6-3-2　Cさんの自己紹介書

自己紹介書

○○○　　　　年　月　日

セールスポイント
• 作業内容が理解できれば、効率的、計画的に仕事を進められます。

仕事について
• 先の見通しが持てる予定を示されると安心して取り組めます。
• 口頭の指示だけでなく、マニュアルやメモなど視覚的に確認できる物があると安心して作業に取り組めます。
• 長時間作業ではミスが出やすいですが、1時間に5分程度の休憩をいただけるとミスの発生を抑えられます。

コミュニケーションについて
• 物事を率直に言ってしまう傾向があります。悪気はありませんが、嫌な思いをされている場合は知らせていただけると助かります。
• 言われたことは理解できますが、質問された場合は、正確に答えようとして言葉を選び、答えるまでに時間がかかることがあります。

その他
• 「暗黙の了解」など周りを見て察することは苦手です。私の言動や行動に違和感がある場合は、率直にお話しして頂けると助かります。

（4）就職活動と職場適応のための取組み

職業準備支援

　Cさんがまとめた自己紹介書を中心に、職業準備支援における取組みをハローワーク担当者と共有し、Cさんの希望に合う求人を探す中でハローワークが開催する障害者の合同面接会へ参加し、電子メーカーの事務補助の求人で面接を受けた。双方ともによい感触を得ながらも、企業は障害者雇用の経験はあるが発達障害者の雇用が初めてであったため、「体調不良

で急に出勤できなくなることはあるのか」「Cさんに向いている仕事は何か」「望ましい対応方法は何か」などの不安があった。一方で、Cさんもこれまでのつらい経験を思い出し、「仕事の細かい点を覚えられるだろうか」「体調をコントロールできるだろうか」などの不安が生じたことから、職業センターのジョブコーチ支援を活用することになった。

ジョブコーチ

ジョブコーチは、まずは企業に対し、Cさんの特性を説明するとともに、作業ミスの発生を押さえるために作業マニュアルの作成を提案し、併せて集中力を維持するための休憩時間の設定について相談した。またCさんへは休憩時間に休めているかを確認し、気分の変化について振り返ることで不安の解消法を相談するなどの支援を行った結果、順調に職場に適応した（図6-3-3）。

図6-3-3　Cさんに対するジョブコーチ支援の概要

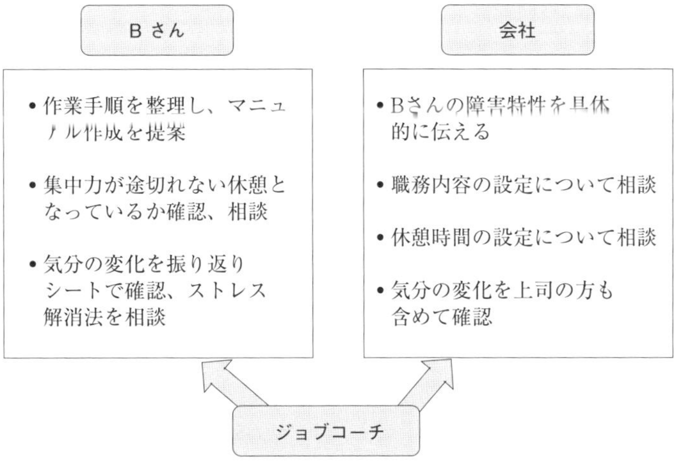

- Bさん
  - 作業手順を整理し、マニュアル作成を提案
  - 集中力が途切れない休憩となっているか確認、相談
  - 気分の変化を振り返りシートで確認、ストレス解消法を相談
- 会社
  - Bさんの障害特性を具体的に伝える
  - 職務内容の設定について相談
  - 休憩時間の設定について相談
  - 気分の変化を上司の方も含めて確認

ジョブコーチ

［2］事例理解のポイント

Cさんのように、障害者手帳の取得や雇用率制度の利用に迷うケースの支援では、障害者本人が働き方を自ら選択するための援助が重要であり、支援者には「障害者自身の働き方の希望を明らかにし、職業能力や労働市場などの情報を整理し、それらを関連づける作業をともに行う」ことが求められている。

雇用率制度

支援では、職業能力などの障害者の特性を整理すること、労働市場などの職業側の諸条件に関する情報提供をすることとなるが、これらは職業相談、職業評価、職業準備性向上のための取組みのいずれのプロセスにおいても行われている。

職業相談
職業評価
職業準備性

障害特性や職業上の課題とその対応策については、障害者個々人の理解

169

や受容の段階に応じて、わかりやすく提供され、また本人の希望に寄り添う形で整理されることが大切である。そのためには、一般的な情報提供で終わるのではなく、職業評価や模擬的就労場面などにおける作業体験を通じて、具体的な課題やその対処策を支援者とともに、繰返し検討することを経て障害者自身の自己理解を深めることとなる。

障害者雇用率制度

　また、障害者雇用率制度や障害者雇用の現状といった社会的制度に関する内容を基本に、企業が労働者に求める能力や職業準備性に係る内容に関しても、情報提供とともに障害者雇用率制度を活用することのメリットとデメリットについて比較検討する機会を提供することで、障害者自らの希望や自身の諸特性と関連づけ、主体的に働き方を選択することにつながるものと思われる。

C. 入職後の不適応に対応した支援事例

[1] 事例の概要

(1) ジョブコーチ支援活用に至るまでの経緯

特別支援学校

　Dさんは、特別支援学校在学中の職場実習を経て、就職が決まった。入職後は事務補助作業として各種データ入力、来客対応、社内便に関する業務、備品管理などの業務を担当していたが、集中力にムラがある、ケアレスミスが続いている、指導担当者から何度指摘されても行動が変化しないという状況が続いていた。

　こうしたことから指導担当者はDさんのために手順書やチェックリストを作成し、その活用を指導するも改善は見られなかったため、入職から

地域障害者職業センター

3年が経過した時にハローワークへ相談したところ、ハローワークより地域障害者職業センター（以下「職業センター」という）のジョブコーチ支援の活用を勧められ、正式な活用に至った。

(2) ジョブコーチ支援の経過

インテーク

①インテーク・アセスメント

障害者職業カウンセラー

ジョブコーチ

　会社から支援の依頼を受け、まず障害者職業カウンセラーとジョブコーチが職場を訪問し、Dさんおよび職場のアセスメントを実施した。

アセスメント

　Dさんのアセスメントで確認できた点は、指導担当者が作成している手順書の情報量が多く、Dさんにとってはわかりにくいものになっており活用しきれていなかったこと、作業環境（物の置き方、整理整頓など）に課題があること、臨機応変さが求められる職務でのミスが続いていること、「何よりもスピードを優先して仕事をする」という価値観を持っているということだった。またDさんの家族への聴き取りから、Dさんの特性と

して以前から臨機応変な対応が難しかったこと、周りの動きが気になるとよそ見が増えて集中できないなどの情報が得られた。

職場のアセスメントで確認したことは、指導担当者の不在時に本人の作業を確認する人がいない状況だったこと、Dさんの座席は出入りの多い場所に位置していたこと、日常会話がスムーズにできていたため「障害は軽度である」と企業が評価して職務を考えていたということだった。

②支援計画の策定のためのケース会議

アセスメントで得た情報から、ジョブコーチ支援の支援期間、支援内容、支援頻度などを記載したジョブコーチ支援計画書を作成した。その後、Dさん・企業・家族・支援者によるケース会議を実施し、支援計画書の内容を説明し、ジョブコーチ支援の目的と、支援終了時点に目指すゴール、企業がDさんに期待する重点事項は「正確性」であることなどを共有した。Dさんの目標としてはミスを減らすこと、手順通りの作業を行うこととし、企業の配慮事項としてはDさんが集中しやすい環境調整をすること、職務内容をDさんの特性に合わせて再検討することを提案した。

また、支援期間の後半には障害者就業・生活支援センターへの登録を行い、ジョブコーチ支援が終了した後の職場定着支援につなげていくという支援体制についても説明し、Dさん・家族・企業の同意を得た。 障害者就業・生活支援センター

③ジョブコーチ支援でのアプローチ

支援の開始段階として、まずはツール作成と環境調整を行った。従来使用していたマニュアルや手順書の情報量を減らし、写真や図を多用してわかりやすく伝えるなどの見直しを行った。また、新しいマニュアルや手順書を導入する際には本人との面談を行い、何のために使用するのか、その目的と効果を説明することを徹底した。

さらに環境調整として、視覚刺激を減らすためにDさんの机に簡易的なパーテーションを設置するとともに、指導担当者の不在時にDさんが報告・相談できる担当者を新たに決め、担当者不在時の体制を整えた。

次に、職務内容の再検討を行った。Dさんの「臨機応変な対応が難しい」という特性上対応が難しいと考えられる来客対応は、他の従業員にお願いすることとし、シュレッダー処理業務や会議室の清掃業務などの定型業務を新たにDさんの職務とした。

これらの働きかけを行う中で、徐々にDさんのケアレスミスが少なくなり、集中して作業できる時間が長くなっていった。指導担当者もDさんの特性をわかった上で対応できるようになったため、対応方法のコツを徐々につかんでいくことができた。

④支援の主体を地域の支援機関へバトンタッチ

障害者就業・生活支援センター

ジョブコーチ

Dさんの作業状況も落ち着いてきたため、支援期間の後半ではDさんの居住地を担当する障害者就業・生活支援センターに支援の主体を円滑に移行していくことに重点を置いた。特に、Dさんは新しい人や環境に慣れるまでに時間がかかるタイプであったため、Dさんの同意のもとで事前に障害者就業・生活支援センターへDさんの特性などの情報提供を行い、支援期間の後半にはジョブコーチと新しい支援者が一緒に職場訪問をするなど、つなぎ方に留意をした。

そういった中でジョブコーチ支援は当初の支援期間をもって終了したが、Dさんは障害者就業・生活支援センターの担当者と余暇の過ごし方も相談しながら現在も就労を継続している。

[2] 事例理解のポイント

アセスメント

(1) アセスメントの重要性

適切な支援目標と支援内容を検討するに当たっては、本人および職場のアセスメントを丁寧に行うことが重要であると考えられる。課題とされる内容や重要性などは本人と企業の認識にギャップが生じていることも多くあるため、支援者自身が現場に赴き第三者的に作業状況の観察を行い、限られた支援期間の中で何をゴールとし、どのようにアプローチしていくのか精査していくことがポイントとなる（図6-3-4）。

図6-3-4　支援を行う際に確認しておきたい点

✓ 対象者の状況を把握
- ★対象者の職業能力は？
  （身体的・精神的特性、作業能力、コミュニケーション、理解度など）
- ★仕事場面以外の様子は？
  （休憩時間、家庭での様子、生活リズム、家庭環境などを含めて確認）
- ★支援体制は？
  （医療機関の受診状況、関わりのある支援機関など）

✓ 事業所の状況を把握
- ★職場の環境は？
  （物理的・人的環境、指示命令系統など）
- ★職務内容、作業手順は？
  （1日の流れや手順は確立されているか、重要視しているポイント、目安となる所要時間、遂行上の留意事項、必要な道具、注意点など）
- ★課題とされる状況
  （発生頻度、場面、きっかけなど）できていることは？
- ★事業所側の要求水準は？
  （目標設定は適切か）

(2) ナチュラルサポートを意識したアプローチ

ナチュラルサポート

ジョブコーチ支援では、最終的に企業担当者を中心として雇用管理体制を構築していくことを支援の目標としている。そのため、支援の後半からはジョブコーチの行う役割を企業担当者へ移行していき、本人が職場に定着するための環境を整えることがジョブコーチの役割となる。そのためには、効果的な本人の支援方法やジョブコーチが作成したツールなど、活用した支援方法をいかに企業担当者へ引き継いでいくかということも、支援の中で重要な視点になると考えられる（図 6-3-5）。

図 6-3-5　集中支援期と移行支援期

＜集中支援期＞	＜移行支援期＞
課題に対してジョブコーチと事業所が連携して支援	事業所内のサポート体制を強化する関わりへ（ナチュラルサポート形成）
◎作業スケジュールの確立 ・職務の抽出 ・職務の選定 ◎各作業の手順の確立と習得 ◎職場における人間関係 コミュニケーション方法	◎障害理解の促進 ・社員研修 ・個別資料の作成・配布 ・個別の助言 ・モデリング ◎周囲のサポート体制の構築

(3) 関係機関と連携する際の留意点

就労支援

就労支援を行う際に、関係機関と連携する場面は多く発生するが、新しい支援者が支援にかかわる場合には、本人および企業と信頼関係を築き、足並みのそろった支援を実施していけるような配慮が必要と考える。

国家試験対策用語集

ILO（国際労働機関）

〔International Labour Organization〕
1919 年にベルサイユ条約に基づき国際連盟とともに創設され、第 2 次世界大戦後は国際連合の専門機関として労働条件の設定や社会保障水準の向上に寄与している。

アフターケア

就労後に行われる援助。就労支援の専門家が、職業紹介の後に職場に出向いて、就労状況を観察したり、支援対象者や同僚、雇用主と面接などを行う。教育の領域では、卒業後就労した生徒に行われる援助のことをいう。フォローアップともいう。

ERG 理論

欲求理論の 1 つ。アルダーファー（Alderfer, C. P.）によって提唱された。欲求階層説を修正して、下位から生存（Existence）欲求、関係（Relationship）欲求、成長（Growth）欲求に再構成した。欲求階層の順序性については強調しておらず、欲求が同時に存在すること、高次の欲求が充足されない場合、すぐ下位の欲求が強められることなどを示した。

委託訓練

民間を利用した職業訓練。社会福祉法人、NPO 法人、企業などの民間の多様な社会資源を活用して職業能力を開発する訓練形態。支援対象者の個々のニーズに応じて、その居住する地域で行うメリットがある。訓練では、就労に向けての技術の獲得や意欲の向上、社会常識の習得などが目標になる。

一般雇用

被雇用者と雇用主の間に雇用契約が結ばれ、被雇用者の権利が労働関係法により保護される雇用形態。労働市場における通常の競争的な条件下での雇用であり、民間企業や行政機関などにおける雇用。障害等の有無に関係なく、採用、配置、昇進機会を有するといった意味から、「競争的雇用」ともよばれる。

SST（社会生活技能訓練）

〔social skills training〕
社会的相互作用の技能を教える方法。主張すること、話を聞く、会話、非言語的スキルなどの社会的行動を直接的あるいはロールプレイ、練習等によって社会により適応できる形に変えていくことを目指す方法である。

M 字型就労パターン（M 字曲線）

年齢階級別にみた日本の女性の労働力率の特徴として、子育て期に当たる 30 歳代前半で低下する M 字型のカーブを描く。近年、女性の晩婚化・晩産化、少子化による子育て期間の短縮などにより、カーブの底が上がる変化がみられている。

援助付き雇用

就職後、職場で訓練し、定着を目指す就労支援方法。障害者に適した雇用の場を見つけ、就職させ、その職場にジョブコーチが出向き、一定期間職場の中で支援を行う。職場定着の状況に応じて、支援を減らしていき、最終的には定期的なフォローアップによる支援に切り替える。現状では、知的障害者、精神障害者の利用が大半を占めている。

OJT

〔on the job training〕
研修形態の 1 つ。職務を通じての研修であり、職務を遂行する中で援助者として必要な知識や技術、価

値観や倫理観などについて、職場の上司や先輩から指導を受ける実践的な形態をいう。

Off-JT
〔off the job training〕
研修形態の1つ。職務から離れて行われる研修であり、職場内や職場外において援助者に必要な専門的知識や技術などについて、教育訓練スタッフから指導を受ける集中的な形態をいう。

過程理論
動機づけ理論の1つ。動機づけが引き起こされる過程に焦点を当てた理論。動機づけがどのようなプロセスにより発動し、低減するのかといったメカニズムを説明している。代表的なものに、期待理論、目標設定理論、公平理論などがある。

期待理論
過程理論の1つ。ポーターとローラー（Porter, L. W. & Lawler, E. E.）によって提唱された。人間の仕事への動機づけの強さは、仕事によって得られるものの誘意性（主観的な報酬の価値）とそれに対する期待の高さの積であることを示した。

キャリア発達
生涯における職業的発達。個人の労働に関する生涯にわたる経験のみならず、社会的諸活動や社会的役割を含んだ、幅広い概念。スーパー（Super, D. E.）は、キャリア発達の視点から、個人の発達過程を成長段階、探索段階、維持段階、下降段階に分け、各段階での発達課題を示した。

求職活動
個人が自分の関心や能力に合致した仕事を発見し、その仕事に就くまでの活動過程。求職活動では、自己の能力や職業適性についての客観的情報による自己理解、職業（求人）に関する情報による仕事の理解をもとに、職業が選択され決定される。

求職者支援制度
雇用保険を受給できない求職者（特定求職者）に対し、公共職業安定所が中心となって行っている就職支援。個別の就労支援計画に基づき、職業訓練の受講（一定の要件を満たせば給付金が支給される）による早期就職の実現を目的とする。

求職登録
職業紹介の手続き。公共職業安定所で就職希望者からの求職の申込みを受理した際に行われ、職業指導の出発点となる。登録は求職票により行われ、登録内容は、求職者の属性、学歴、訓練歴、職歴、免許、資格、職業興味、適性、就職斡旋計画、就職促進措置などで構成される。

QWL（職業生活の質）
〔quality of working life〕
QOL（人生の質）を構成する要素。仕事の達成感、安心感、集団への帰属感、社会的満足感などの内的、主観的なものと、賃金や労働時間などの労働条件、組織内での権利の保障などの外的、客観的なものに分けられる。

均等処遇
同一労働にもかかわらず正規労働者と非正規労働者間の賃金や教育訓練、福利厚生などに格差が生じていることに対してその解消を目指すこと。

グループホーム（共同生活援助）
地域において、5～10人の集団で支援を受けながら共同生活をする制度。障害者総合支援法の訓練等給付の対象となるサービス。就労または就労継続支援などの日中活動を行う知的障害者、精神障害者に対して、主として夜間、共同生活を行う住居で相談や日常生活上の支援が提供されている。

訓練手当
公共職業訓練を受ける者に支給される給付金。公共職業訓練を受ける者が訓練受講期間中、生活の不安を感じることなく技能の習得に専念し、（再）就職を容易にすることを目的として、国および地方公共団体から支給される。基本手当、技能習得手当、寄宿手当等で構成される。

訓練等給付
障害者総合支援法における自立支援給付の1つ。国、地方公共団体が義務的に費用を負担するもの

で、自立訓練（機能訓練、生活訓練）、就労移行支援、就労継続支援（A型：雇用型、B型：非雇用型）、グループホーム（共同生活援助）から構成される。

欠格条項
戦前の救護法や戦後の旧生活保護法に掲げられていた受給資格の除外規定。旧法では要保護者に対し国家責任、無差別平等原則を初めて明示したが、素行不良者、能力があるにもかかわらず勤労の意思のない者などを除外し例外規定を残すことになった。

公共職業安定所（ハローワーク）
職業安定法に定める国の行政機関。求職者に対しては職業相談、職業紹介、職業指導、雇用保険の事務処理などの業務を行う。また、事業主に対しては、雇用に関する助成金や補助金の申請事務、求人の受理など、職業安定法の目的を達成するための業務を行う。

公共職業訓練
国および都道府県が設置する公共職業能力開発施設で行われる普通職業訓練または高度職業訓練。職業能力開発促進法に規定される。国は、職業能力開発短期大学校、職業能力開発大学校、職業能力開発促進センター、障害者職業能力開発校、都道府県は職業能力開発校を設置している。

公平理論
過程理論の1つ。アダムス（Adams, J. S.）によって提唱された。労働者間での仕事に対する努力、能力などのインプットと仕事の達成感、賃金などのアウトカムの比較によって発生した不均衡状態により、動機づけが変化し、行動に影響を及ぼすことを示した。

雇用保険制度
労働者の失業等給付（求職者給付、就業促進給付、教育訓練給付、雇用継続給付）および雇用保険二事業（雇用安定事業、能力開発事業）などからなる。雇用保険料は、事業主と被保険者（労働者）の双方が負担する。基本手当の受給については、ハローワークに求職の申込みを行い、離職の日以前の2年間

に賃金支払いの基礎となった日数が11日以上ある雇用保険に加入していた月が、通算12ヵ月以上あることなどが条件となる。

在宅雇用
給料を得ながら、自宅で就労すること。IT技術の進展により、コンピュータとそのネットワーク分野で急増した。特に、通勤困難な障害者にとって、有意義な雇用形態である。ただし、業務遂行の裁量性、指揮監督系の明確性、事業所勤務者との同一性、拘束時間の明確性、勤務管理の明確性、労働対償の明確性、委託的要素のないことなどの条件がある。

最低賃金
最低賃金法により労働者に支払うことが義務づけられている賃金の最低額。地域別と関係労使の申出に基づく特定の産業別に定められている。原則として、雇用形態に関係なく、すべての労働者に適用される。ただし、労働能力が著しく低い者、試用期間中の者、軽易業務に従事する者、断続的労働に従事する者などについては、使用者が都道府県労働局長の許可を受けることを条件に最低賃金の減額特例が認められる。

サテライトオフィス
事業所から離れたところに設けられた勤務先。通勤による混雑が激しい都市部を避けて、自社業務を自宅に近い場所で行う形態と郊外に立地した企業等が都心に設置する形態がある。通勤に制約のある障害者にとってメリットのある雇用形態である。在宅雇用との違いは、仕事の打ち合わせや意見交換などによる他の従事者との共同作業が円滑にできる点にある。

サービス管理責任者
サービスの質の向上を図る観点から、サービス事業所ごとにサービス管理責任者の配置が義務づけられている。サービス管理責任者はサービス利用者のアセスメントや個別支援計画の作成、定期的な評価などの一連のサービス提供プロセス全般に関する責任や、他のサービス提供職員に対する指導的役割を担う。

就労移行支援事業

障害者総合支援法に規定される訓練等給付サービスの1つ。一般企業等への就労を希望する65歳未満の障害者に、原則2年間、就労に必要な知識および能力の向上のために必要な訓練や職場探し、就労後の職場定着のための支援などを行う。

就労移行支援事業者による就労アセスメント

2015（平成27）年4月より、障害福祉サービスの利用者全員についてサービス等利用計画を作成するとともに就労継続支援B型事業所の利用者については、就労面のアセスメントを就労移行支援事業所等が行うことが必須となった。

就労継続支援事業（A型〔雇用型〕、B型〔非雇用型〕）

障害者総合支援法に規定される訓練等給付サービスの1つ。通常の事業所に雇用されることが困難な障害者に対して、就労の機会を提供するとともに、生産活動その他の活動の機会の提供を通して、その知識および能力の向上のために必要な訓練を行う。A型は雇用契約に基づき、施設内で就労の機会を提供しながら一般就労のための知識や能力の向上をはかり、B型は雇用契約は結ばないものの施設内で就労の機会や生産活動を提供しながら行う。利用期限は定められていない。また利用に際しては障害支援区分の判定を受ける必要はない。

就労支援コーディネーター

ハローワーク等に設置される生活保護受給者等の就労支援職員。福祉事務所担当者等と共同して、対象者との個別相談による実態把握を行い、対象者の希望、経験、能力等に合った就職支援メニューを選定、資源調整の後、対象者を誘導し、活動状況をフォローアップする。

就労支援ナビゲーター

ハローワークに設置される生活保護受給者等の就労支援職員。ケースワーク方式による就労支援を行う。具体的には、個別面接による今後の活動方針の決定、求人開拓、履歴書・職務経歴書の添削、模擬面接の実施、企業等への同行紹介などの支援を行

う。

就労定着支援事業

障害者総合支援法に規定される訓練等給付サービスの1つ。2018（平成30）年4月に創設された。就労移行支援、就労継続支援、自立訓練、生活介護の利用を経て一般就労した障害者に対して、就労に伴う生活面の課題に対応できるよう、事業所や家族との連絡・調整等の支援を一定期間行う。

就業支援ワーカー

障害者就業・生活支援センターに配置されている専門職。支援対象者の就労状況（求職中・在職中）を問わず、障害者への就労支援や関係機関との調整などを行っている。

授産施設［生活保護法］

生活保護法による5種類の保護施設の1つ。身体上もしくは精神上の理由または世帯の事情により就業能力の限られている要保護者に対し、就労または技能の修得のために必要な機会を与え、その自立を助長することを目的とする施設。

障害者雇用推進者

障害者の雇用の促進等に関する法律（78条）に規定。障害者の雇用義務が生じる企業に配置（選任）される。企業内での障害者雇用の促進と雇用の継続を図るための諸条件の整備や障害者の雇用状況の報告、障害者の解雇の届出などの業務を行う。

障害者雇用促進法（障害者の雇用の促進等に関する法律）

障害者の雇用の促進、均等機会・待遇の確保、職業リハビリテーション等、障害者の職業生活における自立の促進等の措置を総合的に講じ、障害者の職業の安定を図ることが目的。1987（昭和62）年、身体障害者雇用促進法から名称変更され、知的障害者・精神障害者を含むすべての障害者を対象とした。職業リハビリテーションの推進、障害者雇用納付金制度を伴う障害者雇用率制度など、障害者の雇用義務等に関する規定が含まれる。

障害者雇用調整金

法定雇用率を超えて障害者を雇用している事業所に対して支給。常用雇用労働者数が 101 人以上の事業所において、超過して雇用している障害者の人数に応じて支給される。また、常用雇用労働者数が 100 人以下の場合は、報奨金として支給される。

障害者雇用納付金制度

法定雇用障害者数に不足する障害者の数に応じて、納付金を徴収する制度。常用雇用労働者数 101 人以上の事業主に申告が義務づけられている。また、短時間労働者も申告の対象となっている。

障害者雇用率制度

障害者雇用促進法に基づいて、事業主に対し、従業員の一定比率以上の障害者雇用を義務づけ、障害者の雇用を促進する制度。法定雇用率は、2018 年 4 月 1 日から、一般の民間企業は 2.2％、特殊法人は 2.5％、国・地方公共団体は 2.5％、都道府県等の教育委員会は 2.4％となっている（2021〔令和 3〕年 4 月までに更に 0.1％引き上げ）。精神障害者については、かつては雇用義務の対象ではなかったが、2006（平成 18）年 4 月から実雇用率の算定時に障害者数に算入できることとなり、さらに 2018（平成 30）年 4 月から雇用義務の対象となった。なお、2010（平成 22）年 7 月から、短時間労働者（週の所定労働時間が 20 時間以上 30 時間未満）を 0.5 人としてカウントすることとなった。

障害者就業・生活支援センター

障害者の職業生活における自立を図ることを目的とする。就業面での支援を行う就業支援担当者と、生活面での支援を行う生活支援担当者が配置されている。社会福祉法人、特定非営利活動法人、民法 34 条の法人等が、都道府県知事の指定を受け、就職を希望する障害者、あるいは在職中の障害者が抱える課題に応じる業務を行う。

障害者就労支援チーム

公共職業安定所（ハローワーク）が中心となって、福祉施設、特別支援学校、地域障害者職業センター、障害者就業・生活支援センター、職業能力開発

機関、医療・保健福祉機関等で構成される。機関連携により、福祉施設利用者や就職を希望する障害者の就職から職場定着までの一貫した支援を行っている。

障害者職業カウンセラー

職業リハビリテーションサービスを提供する専門職。障害者の職業能力を把握したうえで職業リハビリテーション計画を策定し、職業への適応性を高め、適切な職業選択が行えるように相談・評価等を実施する。障害者の雇用の促進等に関する法律に基づき、障害者職業センターに配置される。

障害者職業生活相談員

障害者雇用促進法（79 条）に規定。障害者を厚生労働省令で定める数（5 人）以上雇用する事業所で選任される。認定講習の受講により資格が付与され、当該事業所に雇用されている障害者の職業生活全般にわたる相談・指導を行う。

障害者職業センター

障害者の職業生活における自立を促進することを目的に設置された専門機関。職業リハビリテーションに関する調査・研究等を行う障害者職業総合センター、広範囲の地域で障害者に対する職業評価、職業指導および職業講習などの支援を行う広域障害者職業センター、都道府県の区域内で支援を行う地域障害者職業センターがある。

障害者職業能力開発校

職業能力開発促進法に規定される施設。他の公共職業能力開発施設において職業訓練を受けることが困難な身体または精神に障害がある者などに対して、その能力に合致した普通職業訓練または高度職業訓練を行う。

障害者の職業リハビリテーションに関する勧告（９９号勧告）

国際労働機関（ILO）による勧告（1995 年）。障害者のリハビリテーションについて「継続的かつ総合的リハビリテーション過程のうち、障害者が適当な就業の場を得、かつそれを継続することができるようにするための職業的サービス、たとえば職業指

導、職業訓練及び選択的職業紹介を提供する部分をいう」とした。職業リハビリテーションに関する初の国際的指針である。

障害者優先調達推進法

障害者就労施設で就労する障害者や在宅で就業する障害者の経済面の自立を進めるため、国や地方公共団体、独立行政法人などが部品やサービスを調達する際、障害者就労支援施設等から優先的・積極的に購入することを推進するよう、2013（平成 25）年 4 月に障害者優先調達法（国等による障害者就労施設等からの物品等の調達の推進等に関する法律）が施行された。

小規模作業所

共同作業所、小規模授産所、福祉作業所等の名称で運営されていた。成人期障害者の施策や制度の不足を背景に、家族、当事者、関係者を中心に設置運動が展開。1980 年代から全国各地で急増。障害者自立支援法の施行以降、生活介護、就労移行支援、就労継続支援、地域活動支援センター等への事業移行が推進されることとなった。

常用労働者

障害者雇用率制度における雇用率の算定基礎。次のいずれかに該当する労働者のこと。①期間を決めず、または 1 ヵ月を超える期間を決めて雇用されている労働者、②日々または 1 ヵ月以内の期間を限って雇われている労働者のうち、前 2 ヵ月にそれぞれ 18 日以上雇われた者。

除外率

障害者の就業が困難であるとされる業種について、障害者雇用率を適用させるときに算定から控除される労働者の割合。障害者雇用率制度が特定の事業主に不平等な負担を課さないよう調整することを目的としている。しかし、結果的に特定業種の障害者雇用の促進を阻害しているといったマイナス面もあり、段階的に割合が引き下げられている。

職域拡大

各職業の範囲または従事している職務、職場の拡大。就労支援対象者の職務拡大という場合には、教育訓練や就労環境の改善、作業工程の変更などによって従事する職業の範囲を拡大するといった面と雇用政策や職場の意識改革などによって、雇用される場を増やしていくといった 2 つの側面がある。

職業安定法

職業に就く機会の付与により、産業に必要な労働力を供給し、職業の安定と経済の発展を図ることを目的とした法律。公共職業安定所、地方公共団体や職業紹介事業者等による職業紹介、公共職業安定所が行う職業指導などに関して規定している。

職業興味

ある職業やその活動に対する好き嫌いや受容の度合いなどの感情。個人の職業能力を構成する要素である。標準化された職業興味検査を用いた測定により、客観的データとして示すことが可能であり、その結果は、進路・職業選択において有効な資料となる。

職業指導

個人の職業行動を支援すること。個人が職業に対する計画を立て、職業的経験を蓄積していく過程において、適切な職業への適応を実現するために必要な選択や決定を援助すること。職業安定法（4 条 4 項）に規定されている。

職業準備支援

地域障害者職業センターにおいて実施されている支援。基本的労働習慣の獲得、社会生活技能の向上、作業遂行力の向上などの職業準備性を高めることを目的としている。

職業紹介

求人（者）に求職者を紹介すること。職業安定法（4 条 1 項等）に規定される。公共職業安定所や地方公共団体によるものをはじめ、厚生労働大臣の許可を受けて無料職業紹介事業（ただし教育機関等は届出による）および有料職業紹介事業が行われている。なお、就労支援が必要な人への職業紹介では、ケースワーク方式による対応がなされている。

職業適性

ある職業に対する個人の能力や性格などの適合性。仕事に対する向き、不向きについて、興味が持てるか、うまくできるか、性格的に向いているかなどの要素で構成される。それぞれの要素は、標準化されたテストによって客観的なデータが示され、自己理解および適切な職業選択が促される。

職業能力開発促進法

職業に必要な労働能力の開発や向上に関する法律。職業能力開発校は、この法律に基づき設置、運営されている。主に職業能力開発の実施目標、施策の基本、職業訓練、職業能力検定などについて規定している。

職業リハビリテーション計画

障害者の職業的自立のために必要となる支援計画。就労支援におけるケースマネジメントの過程の中で、個人のニーズ評価（職業評価）から細分化された支援目標を設定し、目標達成のために必要とされるサービスを特定する役割がある。

職業レディネス

個人の職業選択において必要とされる準備状態。職業レディネスは、職業選択場面における、職業に対する態度の側面と能力的側面を含む。標準化されたテストの実施により、客観的データとして示され、自己理解や職業選択に有効活用される。

職住分離

就労の場（職）と生活の場（住）を切り離すこと。入所型授産施設から通所型授産施設への転換を図ることで、閉鎖された施設環境で生活が完結する状況から、地域生活への移行を実現しようとするもの。ノーマライゼーション理念の実現でもある。所得保障や仕事の確保、生活支援などが整備されていることが条件となる。

職場実習

就労支援の対象者が、一定期間職場において生産活動に従事し、職場生活を経験すること。特別支援教育諸学校等の教育機関、社会福祉施設、職業リハビリテーション機関などにおける就労支援サービスの1つとして実施される。実習生への作業指導は事業主に委託されるが、雇用予約を前提として実施されるものではない。

職場適応援助者（ジョブコーチ）

障害者が職場に適応するための直接援助を行う者。障害者および事業主に対して、雇用の前後を通じて障害特性を踏まえた専門的な援助を行う。わが国では、地域障害者職業センターに所属する配置型ジョブコーチ、社会福祉法人などに所属する訪問型ジョブコーチ、事業主が自ら雇用する障害者のために配置する企業在籍型ジョブコーチがある。

職場適応訓練事業

都道府県知事が事業主に委託して、障害者の能力等に適した作業に従事させることを通して、その職場への適応を図ることを目的とした事業。訓練期間は6ヶ月（重度障害者は1年）以内。訓練終了後は引き続き、その事業所において雇用されることが前提となっている。

職場不適応

職業ストレスによって引き起こされ、職場生活に適応できない状態。職業ストレスの原因には、労働時間、労働環境、労働内容、仕事の責任などの仕事そのものに関連するストレスと職場での人間関係に関連するストレスがある。これらのストレスによって、心身へのダメージが発生し、仕事のやる気の喪失や出勤できなくなるなどの状況に陥る。

職務再設計

仕事の内容、方法、作業環境などを調整すること。仕事の能率や生産性を向上させるために行われる場合、労働者に適した仕事を選択するために行わせる場合（ジョブ・ローテーション）、仕事上の責任・権限を付加していく場合（職務充実）など多くの手法がある。就労支援サービスにおいては、元の仕事を対象者が遂行しやすい作業に再編したり、分割するために用いられることもある。

職務試行法

職業評価技法の1つ。就労支援対象者の職業的自立

をすすめていくために、実際の職場において作業を行わせることによって、職業能力、職業適性などを直接評価する方法。

職務分析

労働者が組織内で分担する機能として、各職位に設定される職務を客観的に評価、記録する方法。職務がどのような方法、技術、道具等で遂行され、どのような成果が期待されるか。また、遂行に必要な知識、技術、環境は何か。遂行上のリスク、責任などがデータ化される。職務分析の結果は、採用、配置だけではなく、進路指導、職業訓練、職業紹介など適用範囲が広い。

女性活躍推進法（女性の職業生活における活躍の推進に関する法律）

女性が希望に応じ十分な能力を発揮し、活躍できる環境を整備することを目的としている。従業員301人以上の企業には、行動計画の策定と公表が義務づけられる（従業員300人以下の企業は努力義務）。（2019〔令和元〕年改正により、同年6月5日から3年以内に、義務づけ対象が「101人以上」に拡大予定）

生活支援ワーカー

障害者就業・生活支援センターに配置されている専門職。障害者に対して、日常生活の自己管理に関する支援、地域生活に関する支援、生活設計に関する支援などを行っている。

生活困窮者自立支援制度

経済的に困窮し、最低限度の生活を維持することができなくなるおそれのある者を対象に、生活保護に至る前から利用できる自立支援策として、2015（平成27）年度から施行。自立相談支援事業、就労準備支援事業、就労訓練事業、家計相談支援事業、生活困窮世帯の子どもの学習支援事業、住居確保給付金の支給、生活困窮者一時生活支援事業により、生活困窮者の自立の促進を図ることを目的としている。

生活保護者自立支援プログラム

生活保護受給者の自立支援のためのプログラム。実施機関が被保護世帯の状況や自立阻害要因を把握した上で、自立支援の具体的方法や実施手順等を内容とする世帯類型ごとの個別支援を実施する。プログラムは、日常生活自立に関するプログラム、社会自立に関するプログラム、経済自立に関するプログラムなどがある。

生活保護受給者等就労自立促進事業

「福祉から就労」支援事業が廃止され、2013（平成25）年度から新たに開始された事業。福祉事務所にハローワーク常設窓口を設置、巡回相談の実施などの機関連携による就労支援を行い、生活保護受給者等の就労自立の促進を目的としている。

精神障害者雇用トータルサポーター

ハローワークに配置されている精神障害の専門的知識や支援経験を有する専門職。精神保健福祉士や臨床心理士等の資格を有し、精神障害者の求職者に対して障害特性に配慮したカウンセリングや企業に対する雇用啓発、フォローアップ等の働きかけを行っている。

ソーシャル・インクルージョン（社会的包摂）

すべての人びとを、その属性（性別、年齢、身体的・精神的状況、宗教的・文化的背景、経済状況等）にかかわらず、孤立、孤独、排除、摩擦などから守り、社会の構成員として包み込み、支えあう理念をいう。なお、この理念は、日本社会福祉士会の倫理綱領（2005〔平成17〕年）で、「社会に対する倫理責任」の1つとして唱えられている。

第三セクター

国または地方公共団体（第一セクター）が民間企業（第二セクター）と共同出資して設立した法人。株式会社、財団法人、社団法人などそれぞれの法人形態に従った制度が適用される。また、本形態の企業は、官民の協力によって、重度障害者の雇用機会の促進に寄与している。

ダブルカウント

障害者雇用率制度における重度障害者の雇用数のカウント方法。重度障害者の雇用を促進していくために導入されており、常用労働者である重度障害者

（身体障害者・知的障害者）1人の雇用で2人の障害者を雇用しているものとして、雇用率に算入される。

短時間労働者

短時間労働者及び有期雇用労働者の雇用管理の改善等に関する法律（パートタイム・有期雇用労働法）に規定される。1週間の所定労働時間が、同一の事業所に雇用される通常の労働者の1週間の所定労働時間に比べて短い労働者のこと。短時間労働者であっても通常の労働者と同様に、労働基準法、最低賃金法、労働安全衛生法、労働者災害補償保険法等の労働関係法令が適用され、職務の遂行に必要な教育訓練の実施や福利厚生施設の使用についても通常の労働者との均衡処遇が求められる。なお、障害者雇用率制度において、短時間労働者（所定労働時間週20時間以上30時間未満）は0.5人（重度障害者の場合は1人）の雇用数としてカウントされる。

男女雇用機会均等法（雇用の分野における男女の均等な機会及び待遇の確保等に関する法律）

1972（昭和47）年施行の「勤労婦人福祉法」を改正し、1985（昭和60）年に「雇用の分野における男女の均等な機会及び待遇の確保等女子労働者の福祉の増進に関する法律」として成立、1997（平成9）年の改正で現在の名称になった。労働者が性別により差別されることなく、また、女性労働者は母性を尊重されつつ、充実した職業生活を営むことができるようにすることを基本的な理念としている。

地域活動支援センター

市町村が実施する地域生活支援事業の必須事業として障害者総合支援法に規定された事業で、障害者等を通わせ、創作的活動または生産活動の機会の提供、社会との交流の促進等のサービスを行う施設である。交付税財源で実施される基礎的事業と、地域活動支援センターの機能充実（職員の加配等）を目的とした機能強化事業がある。

地域障害者就労支援事業

就労を希望する障害者を対象にして、就労支援チームを設置し、就労準備から職場定着まで一連の支援を行う事業。公共職業安定所、就労支援諸機関が中心となり、対象者の状況に応じて支援チームを構成し、各種制度、資源等を含む支援策をコーディネートし、地域における就労を目指すものである。ケースマネジメントの手法が取り入れられている。

地域障害者職業センター

公共職業安定所との密接な連携のもと、障害者に対する専門的な職業リハビリテーションおよび事業主支援を提供する施設。全国47都道府県に設置されている。設置および運営は独立行政法人高齢・障害・求職者雇用支援機構。障害者雇用促進法に規定。

ディーセント・ワーク

「働きがいのある人間らしい仕事」と訳される。ILOでは、すべての人びとがディーセント・ワークを確保できる環境の整備を今日の活動目標としている。わが国では、①働く機会があり、持続可能な生計に足る収入が得られること、②労働の権利が確保され、職場で発言が行いやすく、それが認められること、③家庭生活と職業生活が両立でき、安全な職場環境や雇用保険、医療・年金制度などのセーフティーネットが確保され、自己の鍛錬もできること、④公正な扱い、男女平等な扱いを受けること、などの観点から整理されている。

特例子会社

障害者の雇用の促進等に関する法律（44条）に規定される、障害者雇用を目的として設立された子会社。障害者の労働能力や就業条件に配慮し、職域拡大を図る効果がある。公共職業安定所の認定を必要とし、子会社は障害者雇用率制度および障害者納付金制度の適用上、親会社の事業所とみなされる。特に、大企業における障害者の雇用促進策として活用されている。

トライアル雇用（障害者試行雇用事業）

障害者雇用の拡大のための事業。事業主に障害者雇用のきっかけを与え、試行就業期間（3カ月）終了後に常用雇用への移行を進める。事業主と対象障害者との間で有期雇用契約を締結して実施される。なお事業主には、助成金が支給される。

ニート

〔Not in Education, Employment or Training〕
教育、労働、職業訓練のいずれも行っておらず、求職活動をしていない者。労働力調査では、15～34歳の非労働力人口において、家事も通学もしておらず求職活動に至っていない者と定義されている。

2要因理論

欲求理論の1つ。ハーツバーグ（Herzberg, F.）によって提唱された。2要因とは、仕事上の不満を引き起こす要因（衛生要因）と仕事に満足を感じるときの要因（動機づけ要因）であり、仕事にやりがいを持って取り組むには、衛生要因の充足を条件として、動機づけ要因が充たされることであることを示した。

認定就労訓練事業

利用者の能力や適性、状況に応じて作成した個別の就労支援プログラムに基づき、一般就学に向けた支援を中・長期に実施するが、非雇用型（利用者は、事業者と雇用契約を締結せず、訓練として就労を体験する）と支援付雇用型（利用者は、事業者と雇用契約を締結し、専任の担当者の支援を受けながら働く）と区分される。

非正規雇用

正規雇用（期間の定めのないフルタイムの直接雇用）以外の雇用形態。日本では非正規労働者（就業者）としてパート、アルバイト、嘱託社員、契約社員、派遣労働者などを指す。

被保護者就労支援事業

就労に向けた準備が一定程度整っており、ある程度時間をかけて個別の支援を行うことで就労が可能な者に対して、就労支援員による就労に関する相談・助言、個別の求人開拓やハローワークへの同行等の支援を行う。生活困窮者自立支援法に基づく自立相談支援事業の就労支援に相当する。

被保護者就労準備支援事業

就労意欲が低い者や基本的な生活習慣に課題を有する者など就労に向けた課題をより多く抱える生活保護受給者に対し、就労意欲の喚起や一般就労に向けた日常生活習慣の改善を計画的かつ一貫して行う事業のこと。生活困窮者自立支援法に基づく生活困窮者就労準備支援事業に相当する。

「福祉から就労」支援事業

2005（平成17）年度から実施されてきた生活保護受給者等就労支援事業に代えて2011（平成23）年度から実施。福祉事務所と公共職業安定所間の連携により、就労、自立の意欲が認められる生活保護受給者および児童扶養手当受給者、住宅手当受給者等に対して、そのニーズに応じた就労支援を行う。支援メニューは、就労支援ナビゲーターによるキャリア・コンサルティング、職業相談・職業紹介、トライアル雇用、公共職業訓練等の教育・訓練の受講、フォローアップなどがある。

福祉工場

ある程度の作業能力は有しているものの、対人関係や健康管理、通勤の事情や障害に配慮した職場環境が整った職場がないなどの理由により、企業就労が困難な障害者を雇用して社会的自立を支援するための施設。障害者自立支援法以降、授産施設と同様に就労移行支援事業および就労継続支援事業に再編された。

福祉的就労

就労（雇用）形態の1つ。授産施設や小規模作業所（就労移行支援施設、就労継続支援施設）などの福祉施設で指導員のもと生産活動を行い、工賃の支払いを受ける。生産性が高く、フルタイムに近い勤務が可能な施設から、訓練、日中活動としての作業や余暇活動を中心とした施設まで多様である。

法定雇用率　➡　障害者雇用率制度

保護雇用

就労（雇用）形態の1つ。ヨーロッパを中心に発達してきた。一般就労が困難な障害者に賃金補助や施設、設備の補助、補助職員の配置などの配慮を伴う保護工場制度や保護工場に通勤できない障害者のための在宅雇用制度などがある。日本では、就労継続支援施設A型（福祉工場）がこれに近い雇用形態

である。

母子家庭等就業・自立支援センター事業

都道府県・指定都市・中核市が実施主体となり（母子福祉団体等への委託可能）、母子家庭の母等に対して、就業相談、就業支援講習会の実施、就業情報の提供等を実施している。

ホワイトカラー・エグゼンプション

ホワイトカラー（知的・技術的労働や事務・販売などの雇用従事者）に対して労働時間規定の適用を免除すること。労働基準法で、高度の専門知識等を有し一定の年収要件を満たす労働者に限定して、「特定高度専門業務・成果労働制」（高度プロフェッショナル制度）が定められ、労働時間、休憩・休日、深夜割増賃金に関する規定が適用除外されている。

目標設定理論

過程理論の1つ。ロック（Locke, E. A.）によって提唱された。動機づけの過程において、当事者が目標設定に直接関与することで動機づけられることを示した。設定された目標は、簡単なものよりも明確かつやや困難である方が、動機づけの効果は高く、結果がフィードバックされることが重要であるとした。

欲求階層説

マズロー（Maslow, A. H.）によって提唱された説。人間は自己実現に向かって成長していくものであるという前提の下、人間の欲求の基底に生理的満足、その上層に安全と安定、所属と愛情、承認と自尊心そして最上層に自己実現があると考えられた。

欲求理論

動機づけに関する理論の1つ。何によって行動が動機づけられるかという、個人の欲求の源泉に焦点を当てた理論。欲求理論の代表的なものとして、欲求階層説、ERG理論、2要因理論などがある。

労働基準法

賃金、就業時間、休息その他の勤労条件（憲27条2項）を規定した法律（1947〔昭和22〕年4月7日制定）。労働条件の最低基準を定め、労働基準監督署

による指導監督や罰則により履行を確保する（公務員、家事使用人等には一部適用除外あり）。

労働者災害補償保険法

業務上の事由や通勤による労働者の負傷、疾病、障害、死亡などに対して迅速かつ公正な保護をするために保険給付を行い、あわせて被災労働者の社会復帰の促進、被災労働者とその遺族の援護、労働者の安全および衛生の確保等を図ることにより、労働者の福祉の増進に寄与することを目的としている。

労働力調査

就業状況、失業者、失業などを把握するため、総務省が毎月実施公表している公的統計（指定統計）。調査により、15歳以上の就業者と完全失業者の状況（労働力人口）が明らかになり、毎月の雇用環境を把握する指標にもなっている。

ワーキングプア

働く貧困層。労働によって得られる賃金が生活保護基準以下の労働者をいう。わが国ではこの問題が近年の非正規雇用者の急激な増大によりクローズアップされてきている。

ワークサンプル法

職業評価技法の1つ。実際の職業活動の中から特定作業を取り出し、標準化した作業標本（課題）を遂行させる。作業の量的、質的側面でのデータが得られ、一般労働者基準との比較や行動観察により、職業能力の評価が行われる。

ワーク・シェアリング

労働者同士で雇用を分け合うこと。不況などで企業業績が悪化したときに1人当たりの労働時間を減らすことによって、企業全体の雇用を維持する雇用維持型とさまざまな業務ごとの短時間労働を組み合わせることによって、雇用機会を増やす雇用創出型がある。

ワーク・ライフ・バランス（仕事と生活の調和）

やりがいや充実感を持ちながら働くとともに、家庭や地域生活などにおいても多様な生き方を実現すること。

就労支援サービス［第4版］—雇用支援・雇用政策
【社会福祉士シリーズ18】

2008(平成20)年12月15日	初　版1刷発行	
2013(平成25)年2月15日	第2版1刷発行	
2017(平成29)年3月15日	第3版1刷発行	
2020(令和2)年3月15日	第4版1刷発行	
2022(令和4)年4月15日	同　2刷発行	

編　者　桐原宏行

発行者　鯉渕友南

発行所　株式会社 弘文堂　　101-0062　東京都千代田区神田駿河台1の7
　　　　　　　　　　　　　　TEL 03(3294)4801　　振替 00120-6-53909
　　　　　　　　　　　　　　https://www.koubundou.co.jp

装　丁　水木喜美男

印　刷　三美印刷

製　本　井上製本所

ISBN978-4-335-61203-9

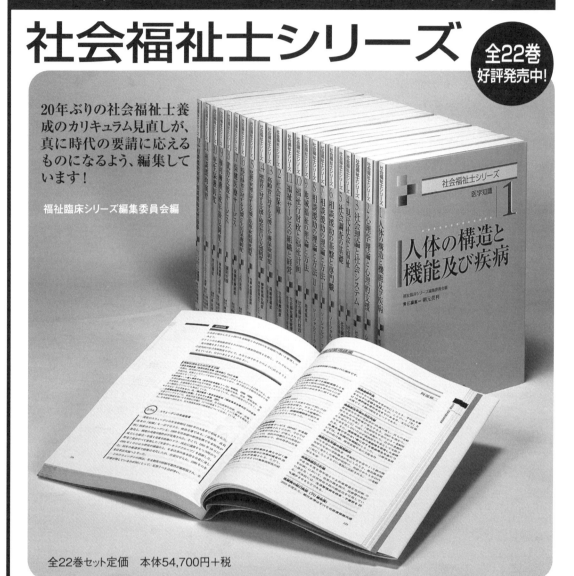

精神保健福祉士シリーズの特徴

I　新カリキュラムに準拠しながら、ソーシャルワークの観点が貫かれていること

本シリーズは、新しい精神保健福祉士の養成カリキュラムに準拠し、できるだけ精神保健福祉士の養成機関で使いやすい編集を行っています。

また、それだけではなく、精神科ソーシャルワークの視点から、臨床現場の仕事のおもしろさや大変さ、今後の課題などを盛り込み、現場の精神保健福祉士や関連職種の方、当事者や家族の方にも役に立つシリーズになるよう工夫しています。

II　各学問領域の背景を明確化すること

新しい精神保健福祉士の養成カリキュラムは、旧カリキュラムが精神医学や精神保健学など、主に学問体系の分類に基づいて科目が構成されていたのに対して、精神科リハビリテーション学が相談援助の展開に位置づけられるなど、主に知識や技術の体系によって分類されています。

精神科ソーシャルワークの領域は多くの学問分野が相互に乗り入れる領域のため、複数の学問領域から実践技術を取り入れています。

しかし、それぞれの学問分野には、独自の価値や理念が存在しています。

精神科ソーシャルワーカーは、一方でソーシャルワーク独自の技術と他分野から取り入れた技術とを峻別しながら、一方で他分野の技術をソーシャルワークの価値と理念のもとに統合していく必要があります。

したがって、本シリーズでは種々の理論や援助技術の学問背景をできるだけ明確にしながら紹介していきます。

編集者一同